そばに寄り添い、
ともに闘う

平塚市民病院の
最新医療

平塚市民病院 編著

バリューメディカル

病院長挨拶

発刊にあたって
そばに寄り添い、ともに闘う平塚市民病院の最新チーム医療

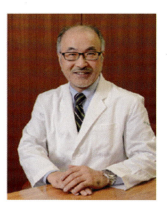

平塚市民病院　病院長
金井 歳雄（かない としお）

　社会のIT（information technology）は著しく進化しており、医療の世界でも診療技術の進化は目覚ましい発展を遂げています。特に、画像情報を駆使した診断・治療は、病理診断、内視鏡診断、CT（Computed Tomography）、MRI（Magnetic Resonance Imaging）、IVR（Interventional Radiology）、心臓カテーテル治療、脳血管内治療、内視鏡下治療（EMR、ESD、EST）、鏡視下手術、3D内視鏡、SRT（Stereotaxis Radiotherapy）、IMRT（Intensity Modulated Radiation Therapy）、術前画像3Dシミュレーション、4D排尿動態イメージング、遠隔画像診断等々、枚挙にいとまがないほどです。現代医療は、画像情報が支えていると言っても過言ではないでしょう。

　そして病院では、このような医療機器やシステム、技術など物的資源のことだけでなく、これを運用する人的資源側の質的向上、つまり、その精度と速度を高めるための取り組みも進化させています。その一つは、チーム医療です。医師と看護師、医療技術職との多職種連携を感染対策、安全管理など、さまざまなフィールドで進めています。そして、そこには、心を込めなければなりません。「はい、いっちょ上がり」ではなく、一つひとつ作品を丁寧に仕上げる職人のような気持ちで、診療に臨むことが重要です。

　私どもは、このようなハードとソフトの進化を開設以来、追求して参りました。昭和43（1968）年に、平塚市民病院が誕生したときに、当時の平塚市長であった加藤一太郎氏が述べられた「市民が、（医療で）東京や横浜に行かなくて済むように」というミッションを実現するために、粛々と愚直に臨床実績を重ねてきました。そして、現在では、上記の進化した技術を市民の皆様に提供できるようになりました。このような当院の有り様は、誇るべきものではありますが、従来の慣習で、外へ向かっての情報発信は、これまで積極的に行われてきませんでした。しかし、昨今の情報化社会の中では、社会、特に、この地域の市民の皆様に、積極的に情報公開をすることは、私どもの使命のうちであると思うようになりました。

　今回、皆様に、お示しする本書は、このようなコンセプトから生まれたものです。市民の皆様に実際に手に取っていただき、読んで分かりやすい、簡易医学書のようなものであるべきと考えました。一般の方でも分かりやすいような平易な表現、記述をベースに、最新の医療を紹介しました。各担当者は、網羅的、教科書的に述べるのではなく、重要なポイントを強調したトーンで、平易で読みやすいものとなっています。ぜひ、お手元においていただき、参考にしていただければ、ありがたいと思います。

　そして最後になりますが、2018年は当院創立50年に当たります。50年の節目の記念と次の50年への布石になれば、という思いも込めさせていただきました。

2018年1月

平塚市民病院の理念と基本方針

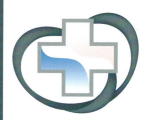

平塚市民病院の理念
『私たちは、地域医療と市民生命をまもります』

基本方針

"そばに寄り添い、ともに闘う"医療を提供します。
- 患者さんへの十分な説明と同意のもとに、適切な医療を提供します。
- 患者さんの権利を尊重し、患者さん中心の全人的医療を展開します。

安全・確実で、最新・高質の高度医療を提供します。
- 安全・確実で、患者さんに信頼される医療を提供します。
- 最新・高質な高度医療を適切に提供します。

地域に根ざした急性期医療を展開します。
- 断らない救急・救命医療の実現に努めます。
- 救命のための病院前医療や広域の災害医療に取り組みます。
- 小児・周産期など、地域で必要とされる医療を担います。
- 医療連携を推進し、地域医療に貢献します。

病院経営の健全性の向上を図ります。
- 必要な人材の確保、診療単価や症例数の充実を図ります。
- 経費削減に取り組み、効率的な病院経営に努めます。

教育、情報発信により社会に貢献します。
- 医療職、事務職の教育・研修に取り組みます。
- 臨床研究や情報発信、医療系学生教育を積極的に行います。
- 情報発信や公開講座などを通じて、医療や健康に対する市民の皆さんの関心を高めます。

働きやすい職場をつくります。
- 安全で快適な職場を整えます。
- キャリア形成を支援して、人材育成に努めます。

目次

発刊にあたって
そばに寄り添い、ともに闘う 平塚市民病院の最新チーム医療
病院長　金井 歳雄 ……………………………………………………………………………………… 2

理念と基本方針 ………………………………………………………………………………………… 3

巻頭トピックス　平塚市民病院 ── 最先端の高度医療を提供

① 「命」をつなげる──平塚市民病院救命救急センター
救急科　救命救急センター長・部長　葉 季久雄／
看護科（救急病棟）　看護師長　関口 保子／看護科（救急外来）　看護師長　藤田 智子 ………… 8

② 心臓大血管センター──診療科を超えた集学的治療による最新医療の提供
心臓血管外科　部長　井上 仁人 ……………………………………………………………………… 12

③ すべては母子の安全のために
産婦人科　部長　藤本 喜展 …………………………………………………………………………… 16

④ 質の高い腹腔鏡手術
外科　部長　中川 基人／消化器外科　部長　山本 聖一郎 ………………………………………… 20

⑤ 早期がんは内視鏡で治せます！
消化器内科　医長　谷口 礼央 ………………………………………………………………………… 24

⑥ 最新の放射線治療で障害を最小に、効果を最大に！
放射線治療科　部長　玉井 好史 ……………………………………………………………………… 28

科別レクチャー　平塚市民病院 ── 市民のニーズに応える最新治療

常染色体優性多発性嚢胞腎（ADPKD）の新しい治療法
腎臓内分泌代謝内科　部長　今福 俊夫 ……………………………………………………………… 34

戦国武将から考える高血圧診療
腎臓内分泌代謝内科　主任医長　飯ヶ谷 嘉門 ……………………………………………………… 36

新しい持続血糖モニタリング（CGM:Continuous Glucose Monitoring）を用いた糖尿病治療
腎臓内分泌代謝内科　医長　侯 金成 ………………………………………………………………… 38

肺がん治療は進歩しています
呼吸器内科　部長　浅井 芳人 ………………………………………………………………………… 40

消化管出血は内視鏡で治療できます
消化器内科　主任医長　斯波 忠彦 …………………………………………………………………… 42

覗いてみよう！ 内視鏡的逆行性膵胆管造影検査の世界
消化器内科　医長　武内 悠里子 ……………………………………………………………………… 44

心筋梗塞で死んでたまるか
循環器内科　部長　松原 隆 …………………………………………………………………………… 46

脳卒中ってどんな病気？
神経内科　部長　小出 隆司 …………………………………………………………………………… 48

食物アレルギーは食べて治せ
小児科　医師　石井 憲行 ……………………………………………………………………………… 50

足の付け根（鼠径部）が出っぱっていると感じませんか？ ──鼠径ヘルニアかもしれません
外科　部長　中川 基人 ………………………………………………………………………………… 52

4

大腸がんの治療──この20年間の進歩
消化器外科　部長　山本 聖一郎 ………………………………………………………………… 54

「膵臓がん」と言われたら──最新の治療を近所の平塚市民病院で
消化器外科　部長　山本 聖一郎／消化器外科　医師　高野 公徳 ………………………… 56

肝臓がんの外科治療──腹腔鏡手術から高難度手術まで
消化器外科　部長　山本 聖一郎／消化器外科　医師　高野 公徳 ………………………… 58

胃腫瘍に対する腹腔鏡・内視鏡合同手術について
消化器外科　部長　山本 聖一郎／消化器外科　医長　筒井 麻衣 ………………………… 60

最高水準の心拍動下冠動脈バイパス手術──心臓を止めずに治せる!
心臓血管外科　部長　井上 仁人 ……………………………………………………………… 62

自己心膜を用いた大動脈弁形成術──人工物を使わず、自分の体のものだけで大動脈弁を治せる
心臓血管外科　部長　井上 仁人 ……………………………………………………………… 64

くも膜下出血からの回復に向けてともに闘う
脳神経外科　部長　中村 明義 ………………………………………………………………… 66

ちょっと待った! そのリンパ節は取る必要がある?
不必要なリンパ節切除をしない体にやさしい乳がん手術
乳腺外科　部長　米山 公康 …………………………………………………………………… 68

膝の痛みと人工関節手術
整形外科　部長　内田 尚哉 …………………………………………………………………… 70

大腿骨近位部骨折と地域連携パス
整形外科　部長　内田 尚哉／地域医療支援部　病診連携室　白子 嘉威／地域医療支援部　病診連携室　相原 友恵 ……… 72

形成外科?　それって整形外科と何が違うの?
形成外科　医師　鈴木 彩馨 …………………………………………………………………… 74

そのできもの、どう治す?
皮膚科　医長　藤尾 由美 ……………………………………………………………………… 76

「光線療法」って何?　どんな皮膚病に効くの?
皮膚科　医師　木花 いづみ …………………………………………………………………… 78

4次元画像がもたらす最新の排尿評価
泌尿器科　部長　森 紳太郎 …………………………………………………………………… 80

人には言えない女性泌尿器疾患(尿失禁、骨盤臓器脱)に対する経腟／腹腔鏡手術
泌尿器科　部長　森 紳太郎 …………………………………………………………………… 82

#子宮頸がん　どうする?
産婦人科　部長　笠井 健児 …………………………………………………………………… 84

「遺伝」の悩み、ご相談ください
産婦人科　部長　藤本 喜展 …………………………………………………………………… 86

白内障手術はいつ受けたらいいの?
眼科　部長　白石 亮 …………………………………………………………………………… 88

めまいは耳から?
耳鼻咽喉科　部長　横山 真紀 ………………………………………………………………… 90

目次

腹部大動脈瘤にステントグラフトチームで低侵襲治療
放射線診断科　部長　**屋代 英樹**／血管外科　部長　**大住 幸司**……………… 92

チーム医療　平塚市民病院 ── 多職種による質の高い医療の実践

緩和ケアは、がんの治療と一緒に始めます
緩和ケア内科　部長　**赤津 知孝**………………………………………………… 96

一人ひとりを尊重し、温かい看護を提供します
看護部　副病院長兼看護部長　**本谷 菜穂子**………………………………… 98

患者さんのニーズに着目できる看護師の育成を目指して
看護部　副看護部長　**成田 小百合**…………………………………………… 100

くすりのことはおまかせ! ──患者さんの安心・安全のために
薬剤部　部長　**山際 一也**……………………………………………………… 102

チーム医療の中でリハビリテーションができること
リハビリテーション技術科　科長　**磯谷 誠**………………………………… 103

ご存じですか?　患者さん、病院、チームを支える臨床工学技士
臨床工学科　科長　**熊澤 義雄**………………………………………………… 104

糖尿病治療、主役はあなた! ──管理栄養士や専門職があなたの治療をサポートします
栄養科　主管　**菅谷 稚夏**……………………………………………………… 105

医療安全管理室の役割──医療の安全確保のために
医療安全管理室　室長(看護師)　**奥貫 由美**………………………………… 106

災害拠点病院の役割
災害医療企画室　室長　**宮崎 宏道**…………………………………………… 107

病院内にかかわるすべての人を感染から守る! チームで行う感染管理
感染対策室　室長　**山田 健一朗**／感染対策室　副室長(感染管理認定看護師)　**石井 美千代**…… 108

病院案内

病院概要………………………………………………………………………… 112

病院の沿革……………………………………………………………………… 113

施設案内図……………………………………………………………………… 114

外来診療の流れ………………………………………………………………… 116

病診連携室について…………………………………………………………… 117

アクセス………………………………………………………………………… 118

病院シンボルマーク "花水十字"……………………………………………… 119

編集後記
病院事業管理者　**諸角 強英**………………………………………………… 120

索引……………………………………………………………………………… 121

巻頭トピックス

平塚市民病院 ——

最先端の高度医療を提供

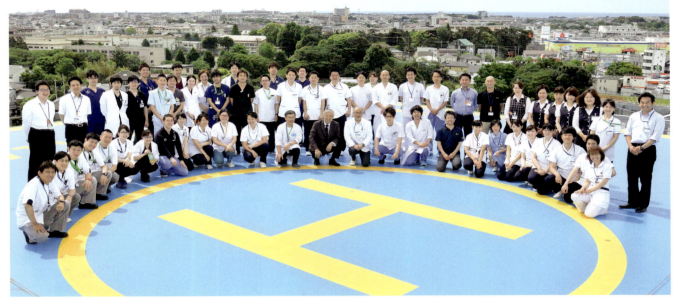

写真1　救命救急センターに携わる職員

巻頭トピックス1

「命」をつなげる
——平塚市民病院救命救急センター

救急科
救命救急センター長・部長
葉 季久雄
（よう きくお）

看護科（救急病棟）
看護師長
関口 保子
（せきぐち やすこ）

看護科（救急外来）
看護師長
藤田 智子
（ふじた ともこ）

救命救急センターとは

　救命救急センターとは、急性心筋梗塞（しんきんこうそく）や脳卒中、重度の外傷・熱傷などの一次および二次救急医療機関では対応が難しい、重症および複数の診療科領域にわたる重篤な救急患者を24時間体制で受け入れる三次救急医療機関です。生命の危機を伴う重症・重篤な救急患者に対する救命処置や高度な医療を総合的に提供する医療機関のことをいいます。

　神奈川県には、当院を含め21病院が救命救急センター（うち、2病院は高度救命救急センター）に指定されています。

　当院救命救急センターは、2017年4月1日に神奈川県から認可されました。重症・重篤患者さんに対する積極的かつ高度な治療を提供することはもちろんのこと、全次型救命救急センターとして、ER（emergency room：救急外来）の機能も担っています。

　救急隊からの受け入れ要請があった患者さんを軽症〜重症まで一元的に受け入れ、救急専任医が初期治療、必要な緊急処置を行います。救急専任医による初期治療の後に、さらなる治療が必要と判断され

巻頭トピックス
平塚市民病院 ── 最先端の高度医療を提供

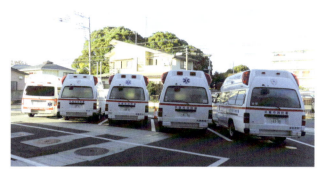

写真2　救急搬送後の救急車（救急車専用駐車場）

た場合、各診療科と円滑な連携体制による専門治療が行われます。心肺停止、虚血性心疾患、心不全、大動脈疾患、脳血管障害、重症外傷、広範囲熱傷、急性腹症、消化管出血、敗血症、体温異常、意識障害、多臓器不全などの重症疾患に対し、救急専任医と各専門医が連携して救命のために診療にあたります。

2016年度の救急搬送患者数は、7854人でした。救急搬送患者数は年々増加の一途です。「断らない救急医療」を展開しています。

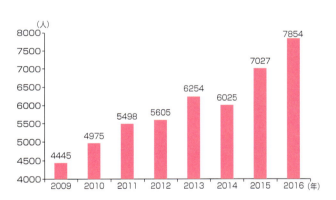

図1　救急搬送患者数年次推移

救急科・救急外科（院内標榜）

当院救命救急センターでは、広範な領域にわたる救急医療において、「ER診療」「救急・集中治療」「救急外科」の3つの軸からなるアプローチを行い、診療にあたっています。

① ER診療

内因性、外因性を問わず、軽症から重症まで受け入れています。救急車応需率は98.4％（2016年度）です。

②救急・集中治療

敗血症、ショック、ARDS（急性呼吸促迫症候群）、急性中毒、心肺停止蘇生後症候群などの重篤な疾患に対し、集中治療を行っています。

③救急外科（acute care surgery）

私たちが最も得意とする分野で、外科と連携しacute care surgeryに取り組んでいます。腹部緊急症に対する外科的アプローチ、外傷外科、外科的集中治療を実践しています。

重症外傷に対しては、止血目的に蘇生室で開胸・開腹手術を行うことがあります。蘇生室ではIVR（Interventional Radiology：画像下治療）も可能です。また、広範囲熱傷に対する外科治療、全身管理も行っています。

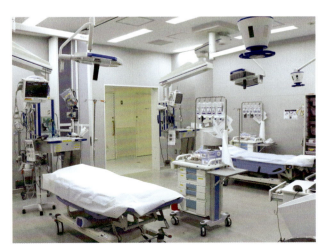

写真3　蘇生室

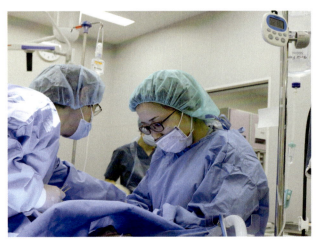

写真4　ER内手術

メディカルコントロール

救急医療では救急隊との連携は欠かすことができません。当院は湘南地区メディカルコントロール協議会に所属し、救急救命士が行う、気管挿管、静脈路確保、薬剤投与について、オンラインメディカルコントロール（電話通信下に医師から救急救命士への直接指示）を行っています。

加えて、地域消防本部救急救命士の就業前実習、就業後再教育実習を通じ、プレホスピタルケア（病院前診療）の質を担保しています。

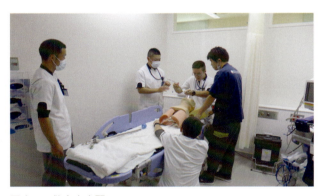

写真5　救命士実習

平塚市救急ワークステーション

救命救急センター内に、平塚市消防本部救急隊1隊が午前8時30分から午後5時まで常駐しています。キーワード方式で、医師・看護師が救急車に同乗し現場へ向かいます。重症傷病者に対しては、病院前から救急医療に参画しています。

「救命のために役立つのであれば、医師・看護師は現場に赴くことも辞さない」という思いが、平塚

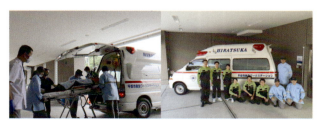

写真6　ワークステーション車両とメンバー

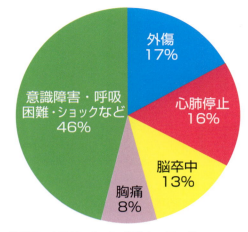

図2　救急ワークステーション 出動キーワード
　　総出動件数 551件（2013年1月〜2016年12月）

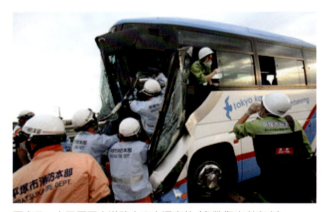

写真7　小田原厚木道路上の交通事故（多数傷病者事案）

市民の皆さんにお伝えできればと考えています。

屋上救命救急ヘリポート

神奈川県の災害拠点病院でもある当院は、屋上に21×21mの大型ヘリポートを有しています。ドクターヘリのみならず、消防ヘリ、県警ヘリ、自衛隊ヘリの離着陸が可能です。災害時はもちろん、重症

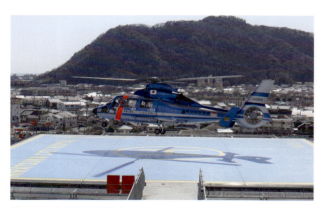

写真8　山岳救助訓練（2017年3月）

巻頭トピックス
平塚市民病院 ── 最先端の高度医療を提供

患者の搬送や、山岳・水難救助事案における患者搬送にも使用されます。

救急看護

当センターの看護体制は、救急外来と救急病棟からなります。救急外来看護師は、緊急処置介助に加え、日常から内視鏡検査、IVR、心臓カテーテル検査の介助を行い、緊急時に対応できる技術、知識を身につけています。救急病棟看護師は、人工呼吸器などの生命維持装置が装着された重症患者さんの急性期看護にあたっています。

当センターには、救急認定看護師、集中ケア認定看護師、皮膚排泄ケア認定看護師がそれぞれ1人、日本DMAT隊員が2人おり、その専門性を生かして看護にあたっています。

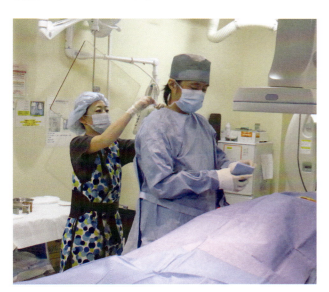
写真9　救急看護（IVR）

多職種連携によるチーム医療

当センターは、医師・看護師だけで運営されているわけではありません。病棟に配属されている専任の薬剤師のほか、診療放射線技師、臨床工学技士、理学療法士、作業療法士、言語聴覚士、栄養士らが密接に連携をとり、チーム医療を行っています。

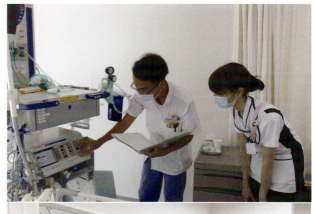
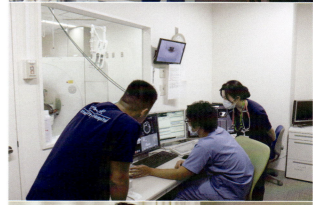
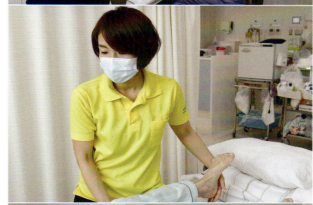
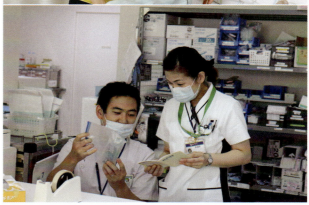
写真10　多職種によるチーム医療

当センターに入院される患者さんは重篤な病態であることが多く、このように院内の多職種が連携し、「患者さんの笑顔のために」日夜従事しています。

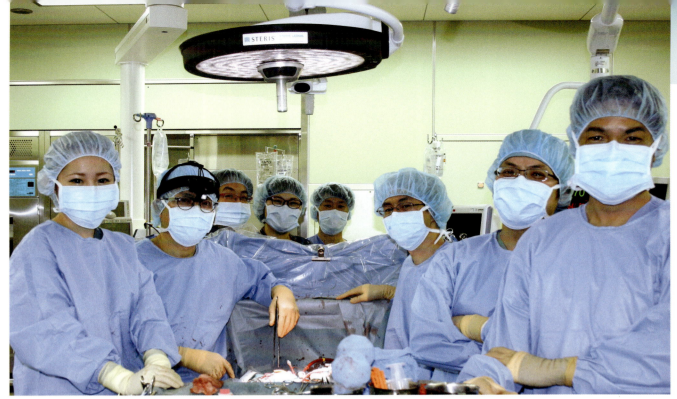

写真　心臓大血管センターのスタッフ

巻頭トピックス2

心臓大血管センター
──診療科を超えた集学的治療による最新医療の提供

心臓血管外科
部長
井上 仁人
(いのうえ よしと)

心臓大血管センターの目標

　当センターを開設以来、6000例以上の心臓血管手術を行っています。常に治療方法を刷新し、最新の医療機器と治療法を導入し続けることで、関東でもトップクラスの安定した成績を維持し評価されています。また、当院で開発した新しい心臓血管外科手術を国内・海外の一流学会で発表し続けることにより、この領域のリーダーシップを保ち続けています。

　心臓大血管センターの目標は3つあります。

1. 地域に信頼される最高水準の心臓血管治療の維持
2. 病診・病々連携の維持・強化による地域への貢献
3. 診療科を超えた集学的治療による最新医療の提供

　循環器科、心臓外科、血管外科、放射線科の専門医師が一体となり、チーム医療として力を合わせることで、個々に治療するよりもはるかにレベルの高い医療を提供するべく、患者さんの治療に励んでいます（写真）。

巻頭トピックス
平塚市民病院 ── 最先端の高度医療を提供

最新情報は、当院のHPをご覧ください。

心臓大血管センターの治療実績

当院は県央・湘南エリアで、年間100例以上の心臓・胸部大血管手術を連続15年以上行っている唯一の施設です。治療内容に関しても常に最新の治療を導入し続ける努力を常に怠らず、心臓治療のあらゆる領域で安定した成績を上げて評価されています。

		H26年	H27年	H28年
手術症例数		397	421	385
開心術症例		108	87	95
	虚血性心疾患 （　）はうち人工心肺を使用しない冠動脈バイパス術	48(28)	39(27)	30(24)
	弁膜症	36	28	41
	大動脈解離を含む胸部大動脈	21	15	20
	先天性・腫瘍等	3	5	4
ステントグラフト治療		51	76	49
	胸部大動脈瘤ステント	16	29	26
	腹部大動脈瘤ステント	35	47	23
人工心肺を用いない他の手術		238	258	241
	腹部大動脈瘤	17	9	9
	内シャント関係	61	38	27
	末梢動脈	95	108	105
	末梢静脈	65	103	100
心臓胸部大血管手術 （人工心肺症例＋胸部大動脈瘤ステント）		124	116	121

表1　手術症例数

	H26年	H27年	H28年
心臓カテーテル検査	363	361	346
カテーテル治療（PCI） ※（　）はうち緊急症例数	158(55)	187(51)	148(54)
冠動脈CT	393	389	402
心エコー	4097	3967	4076
トレッドミル	173	157	173
Holter心電図	637	566	637
アイソトープ検査	197	230	216

表2　検査・カテーテル治療

代表的な病気と治療
――狭心症・弁膜症・大動脈瘤

●狭心症

狭心症とは、心臓へ酸素を運ぶ血管が動脈硬化で細くなり、心臓へ血液が十分に流れなくなる病気です。症状は、運動の際の胸の痛みや息苦しさなどが挙げられます。また、血管が詰まると心筋梗塞になり、この場合は致命的です（車を例にするとエンジンにガソリンが来なくなり、ガス欠→エンストになるような状態です）。

狭心症かどうかは、最新の320列CTにより、入院せずに15分ほどの検査で評価することができます。ただし、検査結果によっては入院を伴う心臓カテーテル検査も行います。

狭心症と診断された場合は、心臓カテーテル手術、または冠動脈バイパス手術（図1）のいずれかで治療します。冠動脈バイパス手術は、人工心肺を使わず（オフポンプ）、心臓を止めずに心拍動下で行います。

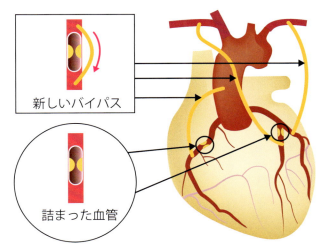

図1　冠動脈バイパス手術

詳しい動画は、当院のHPをご覧ください。

● 弁膜症

　心臓には部屋が4つあり、その間に血液が逆流しないように交通整理する膜（弁）があります。弁膜症とは、その弁が壊れる病気です。大きく2つに分けられ、①膜が閉じなくなり血液が逆流する、②膜が開かなくなり血液が流れにくくなる、があります。放置すると、心臓のポンプ機能が悪化し、心不全になり命にかかわる場合もあります。

　なお、弁膜症は、心臓の4つの弁のうち「僧帽弁（心臓の左心房と左心室の間にあり、血液が逆流しないようにする弁）」と「大動脈弁（心臓の左心室から大動脈への血液の流出路にあり、血液の逆流を防止する弁）」に多くみられます。

①僧帽弁

　僧帽弁の病気は、弁形成術（壊れた弁を縫って治す手術）を第1選択として治療します（図2）。8割の患者さんが弁形成術で治ります。

詳しい動画は、
当院のHPをご覧ください。

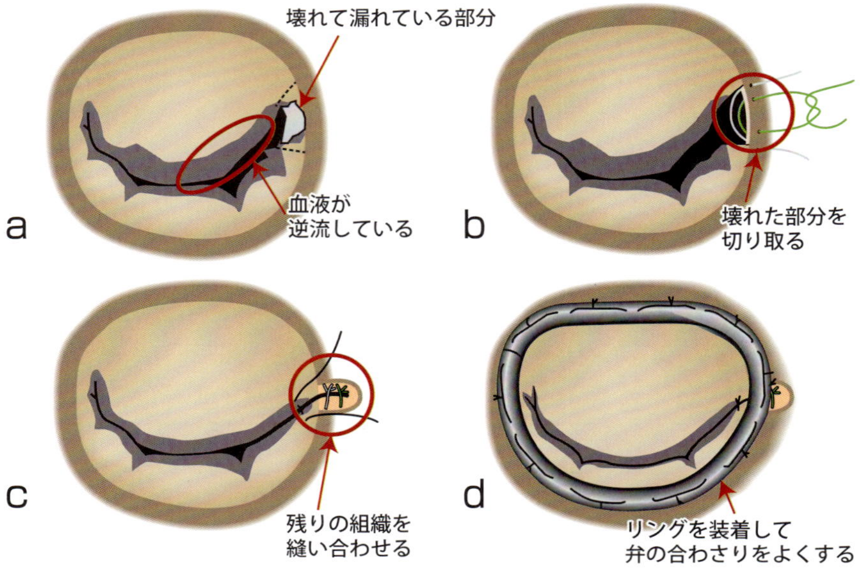

②大動脈弁

　大動脈弁の病気は、人工弁、または自己心膜による大動脈弁形成術（心臓を包む膜で弁を作り直す手術）や大動脈置換術で治療します。大動脈弁の病気に対して、多くの施設では人工弁による治療しか選択肢がありませんが、当院では、人工弁などの異物を使わない手術を積極的に行っています。詳細については本書64ページ「自己心膜を用いた大動脈弁形成術」をご覧ください。

詳しい動画は、
当院のHPをご覧ください。

● 大動脈瘤

　大動脈瘤とは、血管が風船のように膨らんで破ける病気です（図3）。大動脈は、正常では直径1.5～2cmほどですが、瘤が直径6cm以上になると、一年以内に6人に1人、7cmでは3人に1人が死亡します。破裂するまで症状はありませんが、一度破裂すると半分以上の人が突然に亡くなるため、破裂する前に治療することが大切です。

・大動脈瘤の治療法

　体力のある方や若い人は、通常の手術による人工血管置換術を行います（図4）。体の負担は大きくなりますが、人工血管置換術は動脈瘤を切除するため、完全に治り、長期成績が良好です。

　高齢者や他に多くの病気のある患者さんにはステントグラフト内挿術をおすすめしています（図5）。ステントグラフト内挿術とは、細く折り畳んだ人工血管を、瘤の内側に挿入する治療です。胸や腹を切る必要

a　壊れて漏れている部分／血液が逆流している
b　壊れた部分を切り取る
c　残りの組織を縫い合わせる
d　リングを装着して弁の合わさりをよくする

図2　弁形成術

巻頭トピックス
平塚市民病院 ── 最先端の高度医療を提供

はなく、足の血管からステントグラフトを挿入し動脈瘤の中へ進めていくため、体への負担が少ないことが特徴です。手術の後も瘤は残りますが、ステントグラフトが内ばりになることで血圧が動脈瘤にかからなくなるため、破裂が予防できます。ただし、ステントグラフト内挿術は動脈瘤を切除するわけではないので、時間が経つと血管の形が変わり、ステントグラフトと血管に隙間ができ、動脈瘤内に血液がもれてしまい破裂することがあります。これをエンドリークと呼びますが、5年間で5～10人に1人は、エンドリークのため追加治療（カテーテル治療）が必要となります。したがって、生涯定期的な外来通院及び造影CT検査は必須となります。

それぞれ、一長一短あるため、患者さんと相談した上で、患者さんの望む治療方針を選んでいただいています。

詳しい動画は、当院のHPをご覧ください。

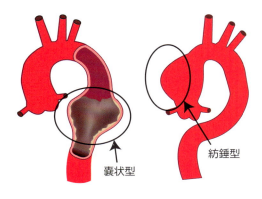

図3 胸部大動脈瘤（大動脈が膨らんでいる状態。左は嚢状型の瘤、右は方錐型の瘤が確認できます）

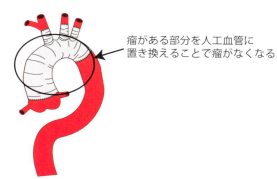

図4 人工血管置換術（開胸手術）

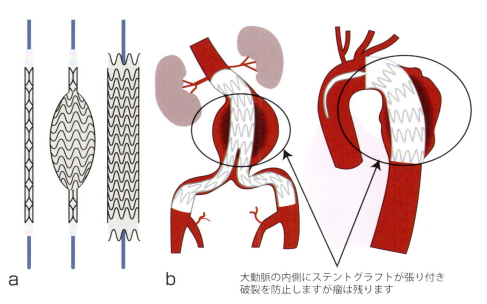

図5 ステントグラフト治療（a:ステントグラフト、b:治療イメージ）

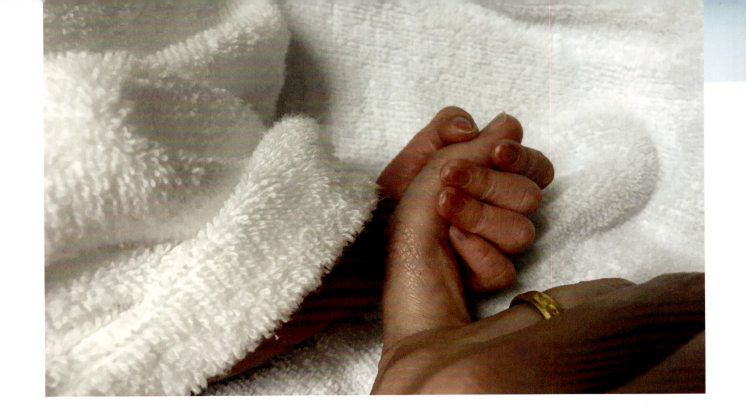

巻頭トピックス3

すべては母子の安全のために

産婦人科
部長
藤本 喜展
(ふじもと よしのぶ)

周産期部門として母体・新生児を受け入れるために

　当院の大切な役割の1つに、周産期医療があります。総合病院の周産期部門として、合併症妊娠、妊娠高血圧症候群、切迫早産、多胎、胎児発育不全など、疾患を抱えた妊婦・胎児・新生児に対し専門的な医療を行うために、母体、新生児を受け入れる体制を整えています。

　5D産科病棟は20床を有し、新館の最上階である5階にあります。周産期医療を行う特殊な病棟として、妊婦、産褥婦など産科関連の患者さんのみを対象としています。また、同じフロアには、新生児集中治療室（NICU）を3床、新生児回復室（GCU）を8床、さらに一般の小児病棟として20床を有しており、ハイリスクな妊娠、出産の際にも、産科と小児科によるスムーズな連携が可能な構造となっています。

　また、夜間や休日でも、当院では、産婦人科医、小児科医各1人が院内に常駐しており、さらに、緊急手術、緊急入院などの急変時、双子などの多胎にも常に対応できるように、産婦人科・小児科各1人

が自宅待機（オンコール）しています。

産科病棟には、23人の助産師が在籍しており、夜間・休日でも常に3人以上の助産師が勤務しています。全員が、新生児救急蘇生法（NCPR）のAコースをマスターしており、大事な赤ちゃんが重篤な状態で出生した場合でも、迅速に救急処置を行う知識と技術を有しています。さらに、23人の助産師の半数以上が、助産実践能力習熟段階（クリニカルラダー）のレベルⅢを保有する、アドバンス助産師と呼ばれる資格を保有するなど、母体・新生児を守るための自己研鑽を積んでいます。

妊産婦死亡をなくす努力

最近のデータでは、国内の妊産婦死亡率は10万人出生に3.8人となっています（図）。これは世界的に見ても極めて少ない数字であり、国内の周産期医療のレベルが世界に誇れるものであることを示しています。

ただ、出産で命を亡くす方がいることも事実です。また、日本より妊産婦死亡率が少ない国もあります。日本中の産科医が、この数字を下げるために日夜努力をしています。当院も病院全体で、妊産婦死亡をなくす努力を続けています。

分娩時の大出血や常位胎盤早期剥離など、母児の生命に切迫した状態が生じた場合には、母体の救命のために、産科スタッフだけではなく、院内に常駐している救命救急医、手術室スタッフ、麻酔科医、放射線科医とも協力できる体制が確保されています。分娩中に急変したときに、どう対応するのか。たった数分の判断の迷いが、処置の遅れが、家族の人生を大きく狂わせることがあります。当院ではこのように、急変時には、病院全体で母体の安全を確保するシステムを構築しています。

赤ちゃんが主役のNICU（写真1）

早産や、低出生体重、元気がない状態で生まれた赤ちゃんは、当院の小児科が治療を開始します。

NICUでは、妊娠30週、体重1000g程度の新生児に対応することができます。年間100人以上の新生児の入院があり、できるだけ平塚市内で完結できる医療を目指しています。しかし、妊娠30週以前の妊婦さんの場合には、的確に判断し、東海大学や神奈川県立こども医療センターなどに母体を搬送するケースもあります。NICUでは、「主役は赤ちゃん！　離れていても、家族と一緒!!」を合言葉に、声を持たない赤ちゃんが表す微妙なサインを見逃さず、障害を残さないための環境を整えていくことを大切にしています。2人の新生児集中ケア認定看護

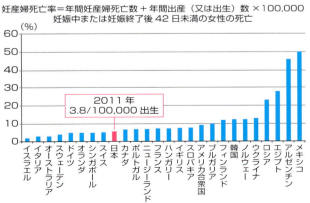

図　妊産婦死亡率の国際比較

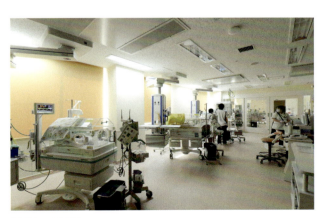

写真1　NICU

師を中心とし、医師と看護師が常に話し合いを持ち、すべてのスタッフが同じ目線で赤ちゃんとその家族にかかわっています。

例えば、ミルクを飲み込むのが苦手な赤ちゃんの家族に対して、経管栄養の管理や退院後の生活で必要な観察ポイント・特徴を理解した育児が行えるような指導をしています。また、きょうだい面会や家族との「交換ノート」を通して、面会だけでは伝わりにくい家族の不安や思いに寄り添う努力を続けています。さらに、退院支援室、訪問看護スタッフとも連携をとり、自宅での赤ちゃんとの生活がスムーズに行えるよう調整するとともに、小児科外来とも合同カンファレンスを持ち、切れ目のない看護を提供しています。

硬膜外麻酔併用の和痛分娩開始準備も

前述のように当院には、最も大切であるお母さんと赤ちゃんの健康を守る体制があります。どうしても当院では対応できない重症例に関しては、東海大学病院や、こども医療センターなどと連携を図り、お母さんと赤ちゃんにとってベストな医療が受けられる環境を提供することができます。

また、ハイリスク分娩だけではなく、通常分娩への対応や、最近ニーズが高まっている硬膜外麻酔を併用した和痛分娩の開始に向けた準備も行っています。

妊婦さん一人ひとりの満足と安心のために

産科病棟・小児科病棟は、2016年5月に新館5階に移転しました。基本的に、産科病棟は妊婦さんが中心に、小児科病棟には小児科・外科・整形外科・皮膚科・耳鼻科などにかかわる疾患をもつ15歳以下の小児が中心に入院します。総合病院でありながら、新しくさわやかな雰囲気を感じることができます。大部屋もしっかりとプライバシーが守れ、女性に好ましい構造になっています。窓からは富士山、大山や丹沢を望み、お見舞いの方や家族の皆さんがお越しの際もくつろいで過ごせるよう、憩いの場としてラウンジやデイコーナーも完備しています。

また、母親学級、両親学級の開催、助産師外来（写真2、3、4）を通して、入院前の外来の段階で助産師がかかわることにより、妊婦さんが抱えているさまざまな疑問や心配事に応えています。妊婦さんの不安を和らげるだけでなく、問題があるケースを早めに抽出し、スタッフ全員で問題を共有し、適切な方針を導き出すことが可能です。さらに出産後も、育児、授乳に関するトラブルに対して、助産師・産科医だけでなく、小児科、乳腺外科、時には精神科とも連携し、困っているお母さんたちのサポートを行っています。

公的病院であるため、行うことができるサービスには大きな制限がありますが、個人が有する資格や能力を最大限に生かし、チームワークで、妊婦さん一人ひとりの満足と安心を高めていく努力を続けています。

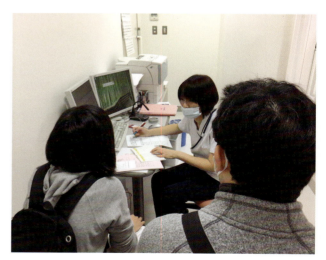

写真2　助産師外来

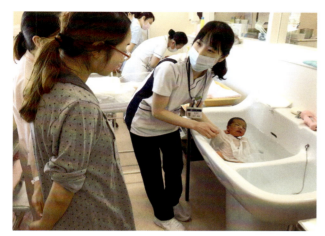

写真3　沐浴指導

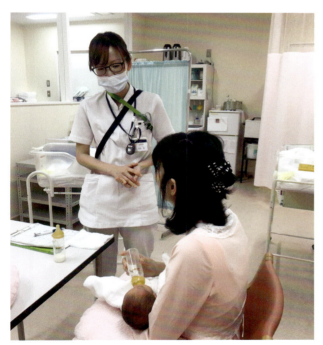

写真4　母乳指導

公的病院としての側面

　当院は、公的病院として、医学的な問題だけでなく、「分娩費用が工面できない」ケースや、若年妊娠、育児放棄などの社会的な問題を抱えた妊産婦に対しても、地域の公的機関と協力し支援するという、大切な役割を担っています。「出産・子育て」を積極的に支援していくという平塚市の方針のもと、行政と協力しつつ、あらゆるサポートを行っています。

　ただ、当院は、厚生労働省が認定する正式な周産期母子医療センターには認定されていません。神奈川県には5つの総合周産期母子医療センター、16の地域周産期母子医療センターがありますが、県内のJR東海道線沿線の公的病院の中では唯一、周産期母子医療センターの認定を受けられないでいます。

　センターの認定にはいくつかの条件があります。ほとんどの要件は満たしていますし、周産期母子医療センターの肩書はなくても、それと同等もしくはそれ以上の医療を提供できると、スタッフ一同、自負しています。

被害を最小限に食い止める

　産科医療は、自動車のシートベルトや、自動ブレーキシステムのようなものです。大多数の妊婦さんは、妊娠中に合併症を起こすことなく、自然な分娩を経験し、順調に育児を進めていくことができます。

　ただ、なかには、交通事故のようなアクシデントに見舞われ、母体、胎児が命の危機にさらされることがあります。そのようなときにも、きちんとシートベルトを付けていれば、被害を最小限に食い止めることができるように、母体・胎児の最悪の事態を避けることができます。危機的状態に陥る前に状況の悪化を予測し食い止めることが、産科医療の要諦であると、私たちは考えています。そのために私たちは、最新の診断機器を用い、他科、他の職種のスタッフとも密に連携をとることで、母児の安全を確かなものにしています。そして「そばにともに寄り添い、出産の感動を共有」するべく、スタッフ一丸となって、努力を続けていきます。

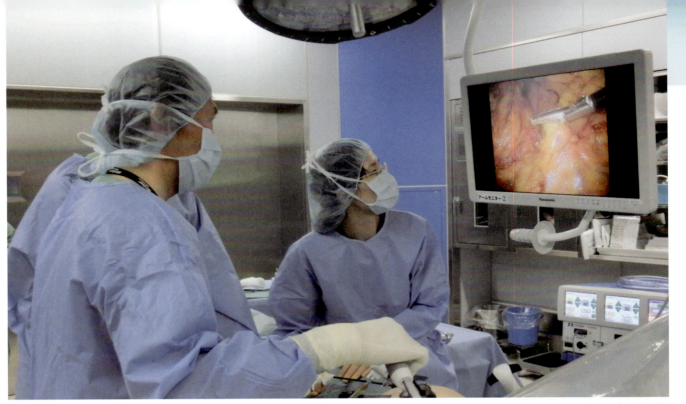

写真1　腹腔鏡手術

巻頭トピックス4

質の高い腹腔鏡手術

外科
部長
なかがわ　もとひと
中川　基人

消化器外科
部長
やまもと　せいいちろう
山本　聖一郎

腹腔鏡手術とは

　腹腔鏡という高性能カメラをお腹の中に入れて、テレビモニターに映し出された映像をリアルタイムに見ながら行う手術のことです（写真1）。近年、腹腔鏡手術はめざましい進歩を遂げ、急速に普及してきています。

どうして小さな傷だけで手術できるのか？

　腹腔鏡手術では小さな傷からポート（写真2）を4〜5か所ほど留置し、そこから専用のカメラ（写真3）を入れ腹腔内を観察します。また、別のポートから鉗子（写真4）を入れ組織を把持しながら、電気メスや凝固切開装置（写真5）を使って手術を進めていきます。

巻頭トピックス
平塚市民病院 ── 最先端の高度医療を提供

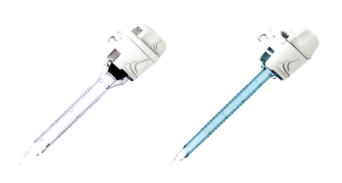

写真2　カメラや器具を出し入れするポート（径12mm/5mm）

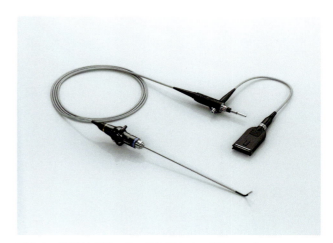

写真3　腹腔鏡手術で用いる細径カメラ（径5mm）

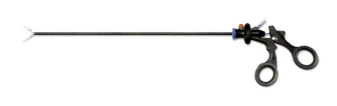

写真4　腹腔鏡手術で用いる鉗子

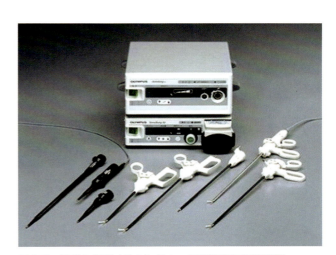

写真5　組織を切離するのに役立つ超音波凝固切開装置

（写真2～5／提供：オリンパス株式会社）

腹腔鏡手術のメリット・デメリット

　腹腔鏡手術の特徴は、従来の開腹手術と比べて傷が小さくすむことで、体への負担が少なく、痛みも軽くなります。手術後も早期から運動が可能となり、仕事への社会復帰も早いというメリットがあります。その一方で、技術の習得に修練を要すること、特殊な装置や器具が必要なこと、開腹手術と比較して手術時間がのびることなどの側面があります（表1）。

メリット	デメリット
・傷が小さい ・痛みが軽い ・入院期間が短い ・仕事への復帰が早い	・技術を要する ・専用の装置・器具が必要 ・手術時間がのびる

表1　腹腔鏡手術のメリット、デメリット

腹腔鏡手術のエキスパートが勢ぞろい

当院の外科では、各領域（大腸や胃、胆嚢や肝臓・膵臓、鼠径ヘルニアなど）の腹腔鏡手術のエキスパートが手術を担当しています。特筆すべきなのは、日本内視鏡外科学会の厳正な審査に合格した「内視鏡外科技術認定医」が多数在籍していることです。これらの指導医を中心として、安全で質の高いチーム医療を心がけています（写真6）。

3D（立体画像）システムでお腹の中を立体視

腹腔鏡手術の最大の弱点は、2D（平面画像）のため「奥行きがつかみにくいこと」でした。この問題を克服する優れた機器システムがオリンパス社により開発されました。それが3Dシステムです。2014年10月から当院でも導入を開始しました。これにより、お腹の中を立体視しながら手術が可能となり手術の質が大きく進歩しました（写真7）。

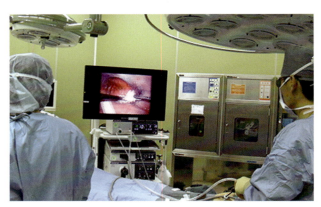

写真7　3D（立体画像）システムで行う腹腔鏡手術

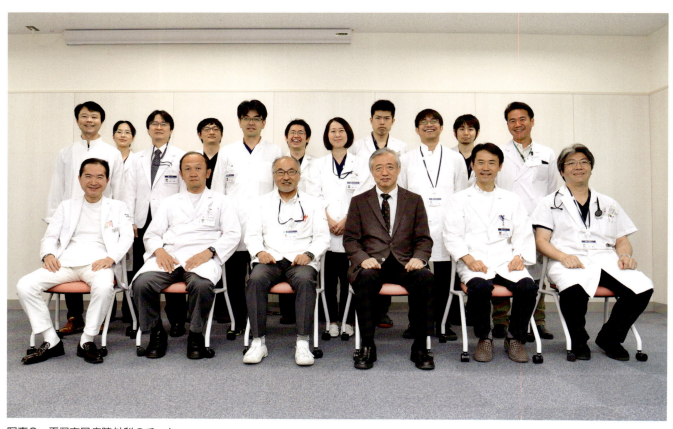

写真6　平塚市民病院外科のチーム

巻頭トピックス
平塚市民病院 ── 最先端の高度医療を提供

最新の止血装置を駆使

手術する際には、出血に対する確実な止血が不可欠となります。当院の手術室には計7台の特殊機能を搭載した最新式の止血装置（バイオ300D〈エルベ社〉2台、Force Triad™エネルギープラットフォーム〈コヴィディエン社〉3台、サンダービート〈オリンパス社〉2台）が装備されています（写真8）。これらの最先端機器の導入により手術の安全性がさらに向上しました。

腹腔鏡手術の手術実績

2016年に当科で行われた手術の一部を以下に示しました（表2）。多種多様な手術において、腹腔鏡手術が実施されています。特筆すべきなのは、虫垂炎や胆石症だけでなく、腸閉塞や大腸がん（結腸がん、直腸がん）の多くが腹腔鏡手術で行われていることです。また、近年、胃がん、肝臓がん、膵臓がんなどにも応用の幅が広がっています。

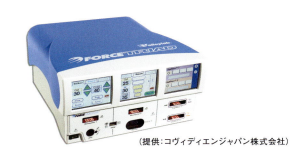
（提供：コヴィディエンジャパン株式会社）

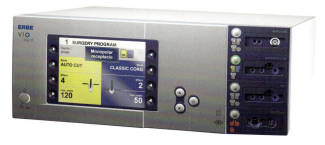
（提供：株式会社アムコ）

写真8　特殊機能を搭載した止血装置

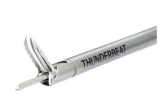
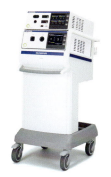
（提供：オリンパス株式会社）

	開腹手術	腹腔鏡手術	合計
食道がん切除	3	0	3
胃がん切除	35	16	51
虫垂炎手術	0	78	78
大腸がん切除	13	119	132
肝臓がん切除	10	10	20
胆道がん切除	8	0	8
胆嚢摘出	5	92	97
膵臓がん切除	7	0	7
鼠径ヘルニア	100	45	145
その他の手術	164	48	212

表2　2016年度の消化器外科での手術件数

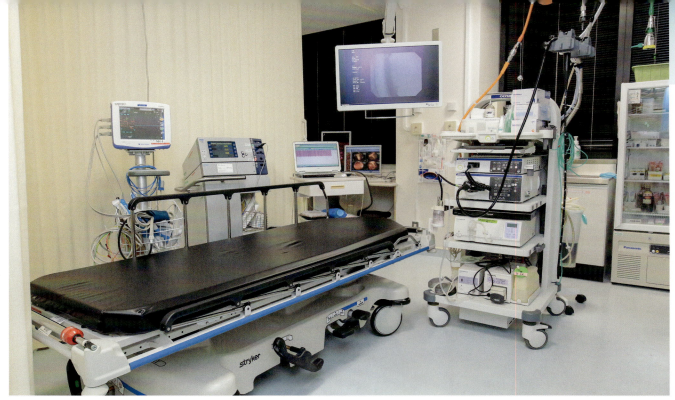

写真1　当院の内視鏡室

巻頭トピックス5

早期がんは内視鏡で治せます！

消化器内科
医長

谷口 礼央
たにぐち　れお

男性は2人に1人、女性は3人に1人が、がんにかかるといわれています

2015年の厚生労働省の統計では、日本人の死因の第1位はがん（29.5％）、第2位が心筋梗塞などの心疾患（15.2％）、第3位が肺炎（9.4％）となっています。すなわち3人に1人が、がんで亡くなっています。がんになっても、運良く治った人まで含めると、男性は2人に1人、女性は3人に1人が一生涯でがんにかかるといわれています。

がんになったら、どんな治療を行うのでしょう

それでは、がんになってしまった場合、どのような治療を行うのでしょうか？　がんの種類によって治療法は異なります。しかし、どのがんにおいても一番大事なことは、「転移」があるかないかです。「転移」とは、がん細胞が、血液やリンパの流れに乗って、違った場所に飛んでいき、がんの巣を作ることをいいます。どのがんも、転移があるかないかによって治療法が大きく変わります。

巻頭トピックス
平塚市民病院 ── 最先端の高度医療を提供

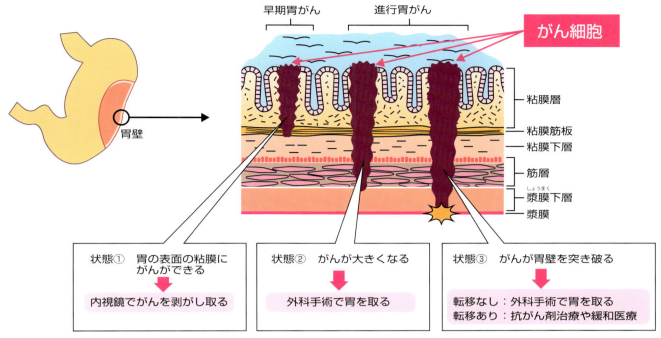

図1　がんの進行と治療

　転移がなければ、がんを残らず切除することが、最も良い治療法です。すなわち、食道がんなら食道、胃がんなら胃、大腸がんなら大腸、と発生場所にまだがんが留まっている状態であれば、がんを切除して治癒を目指す、というのが大まかな治療方針となります。

　一方、がんが進行して転移してしまうと、ほとんどのがんでは切除して治すことができなくなってしまいます。がん細胞が体中に飛び散ってしまった後に、それを全部切除することはできないからです。

　転移がある状態で病院に来られた場合には、抗がん剤でがんの大きくなる速度を遅くすることにより、元気な時間を少しでも延ばす治療を行います。また、痛みなどの症状が出たら、症状を和らげるための薬剤投与を行う緩和医療が中心となります。

がんの治療をもう少し細かく言うと

　がんは時間が経つほど大きくなっていきます。例えば胃がんだと、①胃の内側の表面の粘膜にがんができる→②少しずつ大きくなり、深さが深くなっていく→③とうとう胃の壁を突き破って周囲の臓器に噛みつく→④肝臓など、ほかの臓器に転移していく──というイメージです（図1）。

　④の段階で来院されても、多くの場合は手遅れです。前述の通り、できることは抗がん剤による延命治療か、緩和医療のみです。③や②の段階での来院の場合は、外科手術で胃を取ることでがんを治せるかもしれません。しかしお腹に大きな傷がつき、術後の体力低下も著しいものとなります。一方、①の段階で来院されると、内視鏡でがんを剥がし取るだけで、完全にがんが治る可能性があります。内視鏡での手術なら、手術後もそれまでと全く変わらない暮らしができます。

　繰り返しになりますが、がんもごく早期に発見できた場合には、内視鏡のみで治すことができる可能性があり、しかも体へのダメージも少なくてすみます。

当院では、最新の内視鏡機器を使って早期のがんを見つけます

　年々、内視鏡機器は進歩し、画像も良くなっています。なるべく早い段階でがんを発見するために、当院では最新の機器を導入し、専門の医師が検査を行っています。最近では、5mm以下の小さながんも多く発見されるようになりました。

内視鏡手術　（内視鏡的粘膜下層剥離術：ESD）

内視鏡でがんを剥がす手術を「内視鏡的粘膜下層剥離術（略して ESD）」といいます（図2）。この15〜20年で急速に発達してきた治療です。

以前は、早期のがんもお腹を開いて、外科手術で切除するしかありませんでした。私たち内科医は、がんを見つけ、手術のための検査を実施し、準備万端整えて、外科の先生に手術をお願いしてきました。しかし、現在では、早期がんを診断した内科医自身が、ESD という低侵襲な（体に負担の少ない）内視鏡技術を用いて、がんの切除ができるようになりました。

ESDのイメージ

食道、胃、大腸などの食事の通り道を「消化管」といいます。現在、消化管の早期がんは ESD で治せる可能性があります。口あるいは肛門から内視鏡を入れ、消化管のがんの所まで内視鏡を進め、ESDを行います。具体的な ESD のイメージは次の通りです。ここでは早期大腸がんを例に挙げます。

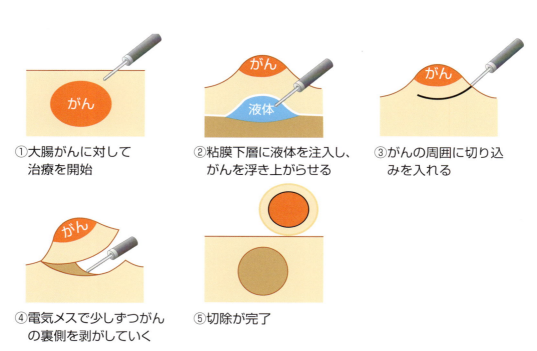

図2　内視鏡的粘膜下層剥離術（ESD）

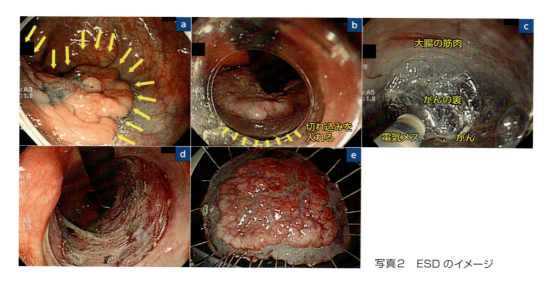

写真2　ESD のイメージ

巻頭トピックス
平塚市民病院 ── 最先端の高度医療を提供

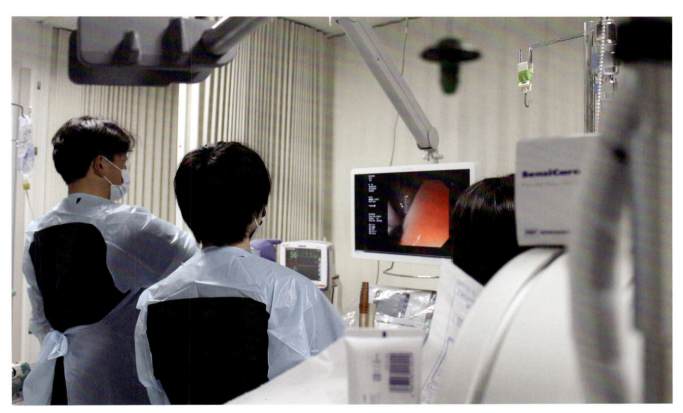

写真3　ESDの様子

「写真2a」は大腸の早期がんの画像です。矢印で囲まれた部分が、がんです。早期がんは、このように平たく薄い形をしていることが多いです。がんのすぐ下に液体を注射し、がんを浮き上がらせてから、がんの周囲に切れ込みを入れていきます（写真2b）。そして、内視鏡先端から電気メスを出して、少しずつがんの裏を剥がしていきます（写真2c）。薄く円盤状に剥がした後の傷あとが「写真2d」です。「写真2e」は剥がして取り出した早期大腸がんです。このようにして内視鏡でがんを剥がすことで、お腹を開くことなく、切除することができます。

当院は豊富なESDの経験を持っています

当院ではESDの経験が豊富な医師が複数常勤しており、非常に高い治療技術、治療症例数を誇っています。ぜひ当院にて、がんを早期のうちに剥がして治してください（図3）。

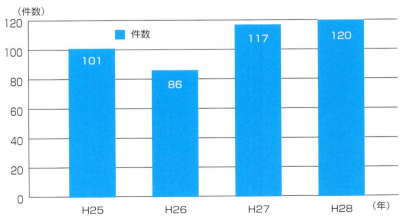

図3　当院におけるESDの治療件数

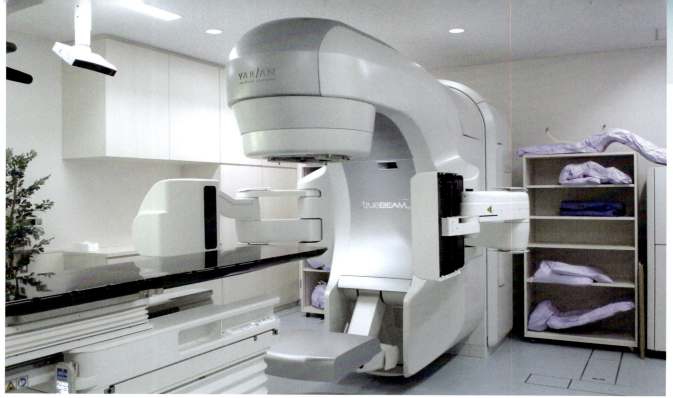

写真1　照射装置　Varian社製 True Beam STx

巻頭トピックス6

最新の放射線治療で障害を最小に、効果を最大に！

放射線治療科
部長
玉井 好史(たまい よしふみ)

がんの治療方針とは

　がんの治療には、手術・放射線治療・化学療法・免疫療法などがあります。臨床でこれらの治療をどう使い分けているかご存知でしょうか？

　手術と放射線治療はどちらも局所治療ですので、遠隔転移（原発巣から離れた臓器への転移）のない、局在化している病巣であることが適応条件となります。これに対して化学療法は血液を介して全身に分布しますから、遠隔転移のある状態でも適応になります。しかし、一部のがんを除けば、化学療法だけでがんを根治させることはできません（血液のがんである白血病やリンパのがんである悪性リンパ腫などでは、化学療法の効果が高いので根治が望めます）。

　このようなわけで、胃、肺、大腸、肝臓、子宮などの臓器のがんでは、病巣が局在化していれば外科的治療または放射線治療が選択されます。これらの治療との組み合わせで化学療法を併用することも少なくありません。腫瘍(しゅよう)を縮小させ、切除を容易にするために術前に化学療法を行うこともありますし、放射線治療の効果を高めるために放射線治療と同時

に化学療法を行うこともあります（一部の抗がん剤では放射線治療の効果を高めることが知られています）。さらには、切除後の残存病変が疑われる場合に術後に化学療法や放射線治療を行うといった、三者併用療法も珍しくありません。

免疫療法についてはまだ評価が定まっておりませんので、施行する病院は限られています。

●局在化しているがんの治療として、手術と放射線治療のどちらを選ぶのか？

放射線治療が効きにくい種類のがん（骨肉腫や悪性黒色腫など）だったり、がんの発生臓器自体が放射線に弱い臓器（小腸など）である時には手術が選択されます。また、胃がん、膵臓がん、胆道がんといった上腹部のがんは小腸に広く接していて小腸被曝を避けられませんので、これらへの放射線治療の適応は限定的です（小腸が耐えられる線量内でも治せる胃の悪性リンパ腫などは例外です）。一方、病巣が局在化していても、がんが周辺の重要な臓器や器官に食い込んでいて、それらを一緒に切除できない場合（大動脈や気管などへの浸潤）は放射線治療が選ばれます。もちろん、可能な範囲で切除して残存部を照射するといった選択肢もあります。

●手術も放射線治療もどちらも可能な時はどうしますか？

治療成績に大きな差がない時は、それぞれの治療によって予想される不利益（後遺症や合併症）を患者さんに説明して、一緒に治療の方法を決めていくことになります。手術と放射線治療の治療成績には以前は大きな差があったのですが、化学療法と照射との同時併用や特殊な照射法（定位照射やIMRT）の登場、治療計画装置の高精度化などの複合的な要因により、現在ではその差は確実に縮まっています。逆に外科手術で機能損失の大きい領域（頭頸部領域など）では、放射線治療が担う役割は外科手術を上回るようになったと言ってよいかもしれません。このように、放射線治療の認知度の向上に伴い、国内

での照射患者数は20年前に比べて2.5倍以上まで増加しています。しかし、欧米での比率に比べると、国内の照射患者数はまだまだ少ないと言えます。

放射線治療の進歩

放射線治療にとって理想的なのは、病巣だけに放射線を集めて周辺の正常組織への被曝を極力抑えることです（障害を気にすることなく十分な量の照射ができるからです）。しかし、実際にはがんと正常組織との境界はしばしば不明瞭であり、画像で確認できる病巣より広く照射することや、周辺のリンパ節にも予防的に照射することが少なくありません。したがって、周辺臓器への被曝をゼロにすることはなかなか困難です。それでもがんの発生臓器によっては、密封小線源（放射性物質を内封した線源）を使った組織内照射や腔内照射（体表に近い臓器に線源を刺入もしくは管腔臓器内に挿入する）を併用することで、原発巣への線量の集中が工夫されてきました（線源近くにしか放射線が広がらないので、原発巣への十分な量の照射が可能となります）。しかし残念なことに、どの臓器にもこれらの方法が使えるわけではありません（頭頸部や前立腺などの体表近くの臓器か、子宮や食道などの管腔臓器でないと困難です）。

近年になって、「定位照射（SRT）」という照射法が考案されました。腫瘍が小さく（大体5cm以下）、周辺領域への予防的な照射が不要と判断される時に適応となります（脳腫瘍や小型の肺がん／肝臓がんなどが対象疾患となります）。立体的にさまざまな方向から病巣に向けて複数本のビームを集光させることで、ピンポイントの照射を実現する技術です。この方法ですと、線量集中性が高く周辺臓器への被曝も抑えられるため、一回に大線量で照射が可能です。もちろん治療期間も短くて済みます（1回から

5回）。以前でしたらガンマナイフやサイバーナイフといった定位照射専用機器が必要でしたが、現在では幅広い放射線治療が行えるリニアック（直線加速器）と呼ばれる汎用機器でも対応可能となってきました。しかし、病巣が大きい時や、周辺のリンパ節を含む広い領域への照射が必要な時には、定位照射は使えません。このようなケースでも、がん病巣への十分な線量を確保しながら、障害発生が強く予想される隣接正常臓器への被曝を極力抑えた照射法が開発されています。

「強度変調放射線治療」または「IMRT」と呼ばれるこの照射法は、照射野内線量に強弱をつけたビームを複数組み合わせることで、複雑な形状のターゲットに合わせた線量分布を実現できるようになっています（がん病巣には強く、隣接する正常組織には弱く照射します）。定位照射のように大線量を短期間でというわけにはいきませんが、確実に障害を低下できるために、相対的に原発巣へのより多くの照射が可能で、治療成績の向上に結びつくと期待されます。もちろんコンピューター（治療計画ソフト）によってビーム内の線量の強弱が計算計画されますので、照射前に正しく照射されているか治療計画の検証が必要になります。

当院で新たに導入された照射技術

1. CT以外の画像検査の利用

放射線治療計画に直接利用できる画像は治療計画用CT画像だけですので、異なる検査（MRIやPET）画像を直接利用することは通常できません。しかし、CT以外の検査画像と治療計画用CT画像を融合させるソフトの導入により、その情報を治療計画CT画像に精確に反映させることができるようになりました（CTだけでは判別できないような所見を治療計画用CT画像に反映でき、治療計画の精度向上につながります〈写真2〉）。

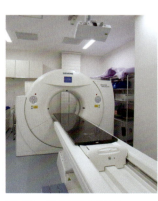

写真2　治療計画用CT

2. 画像誘導放射線治療（IGRT）

治療寝台上でのX線撮影やCT撮影が可能になりましたので、その画像を治療計画時の画像と比較することで、治療計画と実際の治療時の位置の誤差照合を短時間で高精度に確認できるようになりました。さらに6軸補正可能な治療寝台の導入により、その補正も短時間で行えるようになりました。定位照射やIMRTといった特殊な照射の時だけではなく、通常の体外照射でも今までより高精度な治療が実現されています。

3. 光学的体表モニタリングシステム

照射中、リアルタイムに患者さんの体の動きや呼吸の動きを赤外線で監視するシステムです。治療計画時に赤外線で体表面の凹凸を前もって把握しておき、照射中の体表面の凹凸変化をモニタリングして、一定範囲以上の動きがあったら知らせてくれます（写真3）。

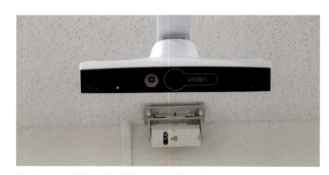

写真3　光学的患者ポジショニングシステム

4. 定位照射（SRT）

正確な位置精度を保ちながら、多方向からピンポイントで大線量の照射を行う放射線治療技術です。5cmより小さい腫瘍であれば、放射線を集中させることで隣接臓器への被曝が抑えられるため、大線量の照射を行うことが可能です。今までは神奈川県西部には定位照射が可能な病院がありませんでしたが、今後は当院でも、脳・肺・肝臓病変などを対象

巻頭トピックス
平塚市民病院 ―― 最先端の高度医療を提供

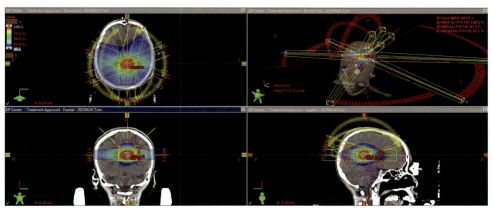

写真4　SRT 治療計画

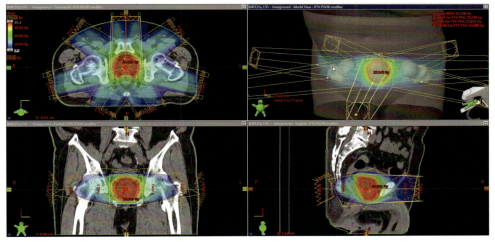

写真5　前立腺 IMRT 治療計画

に対応可能となります（写真4）。

5. IMRT（強度変調放射線治療）

　照射範囲内に正常臓器が含まれていて、がん病巣と同様に正常臓器も照射される場合、照射できる線量の上限はこの正常臓器が耐えられる線量（耐容線量と言います）になります。そのため、耐容線量の低い臓器が一緒に照射される時には、十分な量の放射線を照射できませんでした。当然放射線の治療成績は低下します。逆に治療成績を優先するのであれば、正常組織の障害（後遺症）を患者さんに覚悟してもらわなければなりませんでした。これではがんが治癒しても、残りの人生の生活の質が低下してしまいます。このような事態に対する解決法の1つが、先述したIMRT（強度変調放射線治療）です。この治療は、照射野（放射線を当てる範囲）の形を細かく変化させることで照射野の中に線量の強弱をつけ、

さらに多方向からの照射によって、がん病巣の線量を落とすことなく、隣接している臓器への被曝線量を減じる高精度な照射法です。今まで照射野内に含まれる正常な臓器の耐容線量が足かせになって十分な照射が行われなかった病巣へも十分な照射が行えるようになり、治療成績の向上も期待できます。特に、前立腺がんのようにターゲット（前立腺）と危険臓器（直腸）が隣接する際に有効で、今までは危険臓器の耐容線量内での照射しかできなかったケースでも、十分な線量をターゲットに照射できるようになりますので、腫瘍制御率の向上が期待されます。また、頭頸部腫瘍では病巣への十分な照射線量を確保しつつ、障害を受けやすい唾液線への線量を抑えることで、治療後の唾液分泌障害や、味覚障害といった後遺症を極力抑える治療が可能になっています。この照射法も神奈川県西部では当院でのみ可能な方法です（※県内では20施設で可能）（写真5）。

【当院の設備】	
照射装置	Varian 社製 True Beam STx
治療計画用 CT	SIEMENS 社製大口径ボア CT SOMATOM Definition AS Open-RT Pro edition
光学的患者ポジショニングシステム	visionrt 社製 alignrt
治療計画システム	Eclipse version 13.7 / Pinnacle³ version 14.0
頭頸部用固定具	CIVCO 社 trUpoint ARCH オルフィット社製体幹部 SRT 用固定システム 乳腺用 MammoRX カーボンファイバーボード

科別レクチャー

平塚市民病院 ——
市民の
ニーズに
応える
最新治療

腎臓内分泌代謝内科 **多発性嚢胞腎**

常染色体優性多発性嚢胞腎（ADPKD）の新しい治療法

腎臓内分泌代謝内科
部長
今福 俊夫（いまふく としお）

はじめに

近年の遺伝子に関する研究にはめざましいものがあり、新しい技術や医薬品が開発されてきています。医療の場においても、多くの疾患の病因が遺伝子レベルで解明されてきており、これらの成果は徐々に臨床の場面で用いられるようになってきています。

内科的腎疾患の遺伝性疾患には、多発性嚢胞腎、ファブリー病、アルポート症候群などがありますが、なかでも、多発性嚢胞腎については研究の進歩により、新しい治療の可能性が拓かれてきています。今回はその一部である常染色体優性多発性嚢胞腎(Autosomal Dominant Polycystic Kidney Disease：ADPKD)を紹介します。

ADPKDとは

ADPKDは、最も頻度の高い遺伝性腎疾患で、腎臓に多数の嚢胞（血液や浸出液などの液体成分が溜まった袋状のもの）が発生・増大し、進行的に腎機能が低下していきます。嚢胞は加齢とともに増加していき、40歳頃から腎機能が低下しはじめ、70歳までに約半数の患者さんが末期腎不全に至り、人工透析が必要になる場合もあります。

医療機関を受診している患者さんの数を基に推測した結果から、ADPKDの患者さんは4000人に1人の頻度であり、国内では約3万1000人いると報告されています。

ADPKDの診断基準

ADPKDの診断は、家族歴と画像診断（超音波、CT、MRI）での多数の嚢胞の確認によって行います（写真）。ほとんどが画像診断で容易に診断されるので、一般的にADPKDの診断を目的とした遺伝子検査は行われていません。

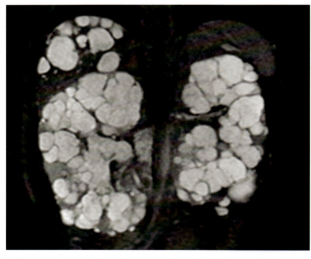

写真　大小さまざまな白い袋のように見えるものが嚢胞です。ADPKDは、家族歴およびCT、MRIおよび超音波断層像で嚢胞の数を確認することによって診断されます

● ADPKDの診断基準は、次のように定められています。

家族内発生が確認されている場合は、
- 超音波断層像で両腎に囊胞が各々3個以上確認されているもの
- CT、MRIでは両腎に囊胞が各々5個以上確認されているもの

両親がADPKDでなくても、新たな突然変異により発症する場合があります。

ADPKDの症状

ADPKDでは、肝囊胞、高血圧、囊胞感染、脳動脈瘤など、全身に合併症を生じます（図）。MRI診断では約80％の患者さんに肝囊胞を認め、15～24歳で58％、25～34歳で85％、35～46歳で94％に存在します。高血圧は、本態性高血圧よりも若く、平均30～34歳の間に発症するとされています。腎機能が低下する前から出現することが多いため、健康診断で高血圧を指摘され、発見されることも少なくありません。また、脳動脈瘤破裂によるくも膜下出血は致死的合併症となることから、頭部MRアンギオグラフィーによるスクリーニングを行う必要があります。

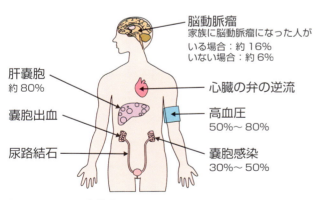

図　ADPKDの合併症

ADPKDの従来の治療法

ADPKDの治療については、根本的な治療法はなく、高血圧、囊胞感染、脳動脈瘤などの合併症に対する対症療法が中心となっています。

出血に伴う疼痛の場合には鎮痛剤、感染に伴う疼痛では抗生物質の使用が考慮されます。

また、囊胞の増大による圧迫症状・疼痛・感染による生活の質の改善を目的として、外科的腎摘除術、囊胞ドレナージ術、囊胞開窓術などが行われる場合があります。透析導入患者さんでは、腎動脈塞栓術（カテーテルを用いた治療と手術）が施行されるケースもあります。

食事療法や薬物療法を行っても、腎機能障害が進行して末期の状態に至った場合には、血液透析や腎臓移植を実施することとなります。

ADPKDの新しい治療法

ADPKDはこれまで有効な治療法がなく、およそ半数の方が70歳までに慢性腎不全から人工透析になっています。2014年3月から、ADPKDに対して、経口薬剤であるサムスカ錠（トルバプタン）が処方できるようになりました。この薬剤は利尿剤として開発されたものですが、日本を含む世界規模の治験により、ADPKDの進行を抑制することが証明されています。これにより、自覚症状の改善や透析導入を遅らせることが期待されています。

また、2015年1月から本疾患が難病医療助成制度の対象疾患に認定され、専門医が診断書を作成することで、患者さんの経済的負担の軽減が可能になりました。当院は難病申請可能施設であり、腎機能や合併症の検査を行い、必要と判断される場合にはトルバプタン導入を行っています。

このような方は当院へお越しください

- ADPKDの家族歴
- 健康診断や人間ドックで腎・肝囊胞を指摘された方
- 腹部膨満、腰痛、側腹部痛、肉眼的血尿など
- 透析・腎移植の家族歴
- くも膜下出血の家族歴
- 若年性高血圧

腎臓内分泌代謝内科　高血圧

戦国武将から考える高血圧診療

腎臓内分泌代謝内科
主任医長
飯ヶ谷 嘉門
（いいがや　かもん）

恐ろしい病気のもと
——それは高血圧

　わが国の高血圧人口は4300万人と、まさに国民病といえる病気です。非常に身近な病気の1つですが、非常に怖い病気の原因でもあります。

　高血圧を放置しておくと、心筋梗塞などの心臓病、脳卒中、慢性腎臓病、失明などさまざまな病気の原因となり、皆さんの日常生活に大きな影響を及ぼしかねません。近代以前は、血圧測定が困難だったため、詳しいことは分かっていませんが、昔から多くの日本人が高血圧だったといわれています。その要因として日本人は塩分過多であり、1950年代の東北地方の人々の塩分摂取量は1日平均約30gだったといわれています。

　塩分過多は高血圧の大きな原因の1つであり、近年、塩分制限の重要性が知られてきています。

戦国武将と高血圧との関係

　歴史上の人物から高血圧について考えてみましょう。

・上杉謙信

　北陸の戦国武将である上杉謙信は、毘沙門天といわれ、その戦略の巧みさは戦国一です。北陸の寒さの残る4月の厠（かわや）で脳卒中を起こして49歳で死去しました。上杉謙信は戦場では負けませんでしたが、病気に負けてこの世から去りました。上杉謙信のライフスタイルは、酒豪、酒の肴（さかな）は干物、梅干し、塩や味噌だったようです。これら塩分の高い食事は、上杉謙信の体に高血圧を引き起こしていた可能性が高いと考えられています。4月の北陸の厠は気温がかなり低く、寒さにより急激に血圧が上昇した可能性が考えられます。また戦国武将であることから、日常的に命の危険にさらされ、ストレスの高い状況が続いていたことも容易に想像できます。

　上杉謙信がこの世を去る1月前に詠（よ）んだ詩があります。

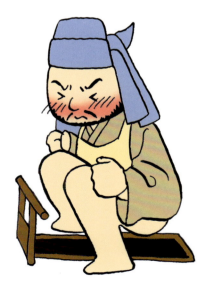

36

四十九年　一睡夢　一期栄華　一盃酒

　この詩には、高血圧の原因の示唆するものがちりばめられています。

一睡夢：睡眠時間が高血圧を含めた生活習慣病の発症にかかわっているといわれており、近年注目を集めています。

一期栄華：戦いに勝つことで栄華を得ることができましたが、その背景には多大なストレスが存在し、血圧上昇に影響していた可能性が考えられます。

一盃酒：酒の肴の高塩分食が高血圧に寄与していたことは疑いようもありません。

　この詩からも分かるように、睡眠、食事、ストレスが上杉謙信の血圧に影響を与えていた可能性が考えられます。

・織田信長

　ご存知、激烈な性格と高い求心力で日本統一に大きく貢献した、戦国時代のスターです。激烈な性格はＡ型性格といわれ、ストレス感受性が高く、血圧上昇しやすい性格といわれています。Ａ型性格の特徴は、①競争心が強い②イライラしやすい③怒りっぽいなどです。Ａ型性格やストレスは、自律神経の一種である交感神経を介して高血圧を引き起こし、さらに心筋梗塞などの発症率も高いといわれています。

　織田信長は「本能寺の変」で死去しましたが、生き残っていたとしても、その後数年以内に「本態性高血圧の変」で亡くなっていたかもしれません。

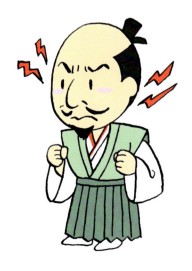

当院における高血圧診療

　高血圧を是正するためにはライフスタイルを改善し、必要があれば薬による治療を開始することが肝要です。

　当院では、患者さんのライフスタイルから高血圧を一緒に考え、良好な血圧コントロールから将来の心臓病や脳卒中を未然に防ぐことに力を注いでいます。また近年、いくつかの先進的な高血圧治療が注目されています。

①減塩のための新しい治療：慶応義塾大学が開発した、舌の裏に置いて、しょっぱさを増大させる「ソルトチップ」

②交感神経を直接抑制：カテーテルを用いて、腎臓の血管にまとわりついている交感神経を焼いて血圧を低下させる「腎神経除神経術」

③新規不眠症治療薬により、良好な睡眠によって血圧を低下させる、などがあります。

　当院では、特に不眠症治療薬による降圧効果に注目し学会発表などを行っており、2016年に学会賞受賞や医学情報誌「日経メディカル」にも取り上げられています。

　上杉謙信や織田信長も、現代に生き平塚市民病院を受診していたら、長生きできたかもしれません。

腎臓内分泌代謝内科　糖尿病

新しい持続血糖モニタリング（CGM:Continuous Glucose Monitoring）を用いた糖尿病治療

腎臓内分泌代謝内科
医長
侯 金成（こう きんせい）

糖尿病患者さんの血糖値管理

　糖尿病の治療で一番大事なのが血糖管理であり、特に最近では「血糖値スパイク」が注目されています。血糖値は1日の中で変動し、食後に急激に血糖値が上がり、時間と共に正常値に戻るため、一般的な健康診断では発見が難しく、自覚症状もありません。気づかずに放置すると、糖尿病が発症するだけではなく、恐ろしい心筋梗塞や脳梗塞が起こるリスクも高くなるといわれます。自分の血糖変動を確認し、食事運動療法などで修正を行うことで、より良い血糖コントロールの実現に近づけることができます。

糖尿病診療を変える、持続血糖モニタリング（CGM）とは

　自己血糖測定では24時間の連続した血糖変動を確認することは不可能でしたが、CGMによりこれが可能となりました。
　CGMとは、体に小型のセンサーを装着し、質液（しつえき）と呼ばれる血管と細胞の間の液に含まれるブドウ糖濃度を1分ごとに測定し、15分おきに自動的に記録し、24時間連続的に測定できる新しい血糖測定方法です。以前のCGMでは、センサー装着中にも指に細い針を刺して自己血糖測定を数回行い、正確性維持のため較正（こうせい）する必要がありましたが、当院

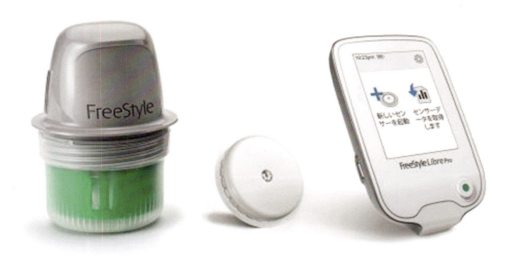

写真　当院で新たに導入したCGM（FreeStyle リブレ Pro）

科別レクチャー
平塚市民病院 —— 市民のニーズに応える最新治療

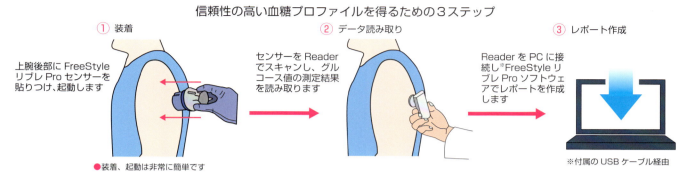

図 新しいCGMの仕様手順

で新たに導入した新時代CGMでは、自己血糖測定による較正は必要なく、装着期間中は患者さん自身の操作は不要で、お風呂を含む日常生活を送ることができます。

CGMに何が期待できるのか

CGMでは、これまでの血糖測定では分からなかった1日の血糖値の動きを把握することができます。血糖自己測定やHbA1cでは異常がなくても、食後に著しく血糖値が上昇していないか（血糖値スパイク）、いつどんなときに高血糖になっているのか、また、知らない間に低血糖を起こしていないか、糖尿病予備軍では隠れていた高血糖を確認できます。

血糖の変動を確認することによって、低血糖を防ぐ目的で食事を摂ったり、血糖値の上昇を抑えるために運動したりといった対処が判断できます。また、針の痛みで血糖自己測定がおろそかになりやすい患者さんにとっては、使用時の血糖自己測定が不要なところも良い点です。さらに、治療中の患者さんには、血糖変動を確認することで最適な処方を検討することができます。

CGM使用時の注意点

妊婦さん、ペースメーカーなどの埋め込み式医療機器装着中、透析中、6歳未満の方は使用できません。また、X線検査、CT、MRIを受ける際には取り外す必要があります。センサーは耐水性のため、装着したまま短期間の入浴、シャワーは可能ですが、激しい運動により汗やセンサーが動くことでセンサーが緩むことがあります。測定結果に基づく臨床診断は、臨床症状や他の検査結果と合わせて医師が総合的に判断しますので、自己判断で経口薬又はインスリンの投与量を変更しないでください。

最後に

良質の血糖管理のためには、目標HbA1c値を達成することのみならず、低血糖や体重増加を防ぎ、膵臓の働きを守りながら、血糖値を安定させることも大切です。当院では最新型CGMなどの新しい機器を積極的に取り入れることで、患者さん一人ひとりに適したオーダーメイドの治療を行っています。1型糖尿病、妊婦さん、術前で厳格な血糖管理が必要な場合、糖尿病治療（食事運動療法、薬物療法）を十分に行っても血糖管理が困難な場合には、ご相談いただけたらと思います。

呼吸器内科　肺がん

肺がん治療は進歩しています

呼吸器内科
部長
浅井 芳人（あさい よしひと）

肺がんとは？

日本人の死因の第1位は「がん」です。その中で最大の原因となっているのが肺がんです。肺がんで年間約7万人の方々が亡くなっています。肺がんはリンパ液や血液に乗って、ほかの臓器（特に脳と骨）に転移しやすいため、ほかの臓器のがんに比べ予後が悪いです。

肺がんには2種類ある

肺がんはその組織のタイプにより、小細胞肺がんと非小細胞肺がんの2種類に分類されます。小細胞肺がんは、肺がん全体の10〜15％であり、タバコと関連があり男性に多いです。がんの進行増殖速度が非常に速く、進展型小細胞肺がんの生存期間中央値は9〜10数か月程度です（9〜10数か月後に2人に1人は亡くなっている）。

それに対して、非小細胞肺がんは肺がん全体の80％以上を占めており、そのうち腺がんが50％を占めています。腺がんには、数多くのがん細胞の特異的な遺伝子変異が発見されています。

昨今、この遺伝子変異をターゲットにした分子標的治療薬（がん細胞の増殖や転移に必要な分子を特異的に抑える薬）の開発には目覚ましいものがあり、同薬使用の適応がある病態であれば、生存期間中央値は27〜35か月と、大きな延命効果が認められています。

肺がんの治療って何ですか？

現在、肺がんの治療は5本の柱で支えられています。手術治療、放射線治療、全身化学療法（抗がん剤）、分子標的治療（図1、写真）、免疫療法（図2）です。

手術治療は、体の中の悪いがん組織を外科的に取り除きます。放射線治療は、臓器の形態や機能を温存しつつ、がん細胞の増殖を抑制してがん細胞を殺します。全身化学療法は、全身のがん細胞の増殖を障害すると同時に、正常細胞も少なからず傷つけます。分子標的治療は、正常細胞を傷つけることなく、がん細胞の増殖や転移に必要な分子を特異的に

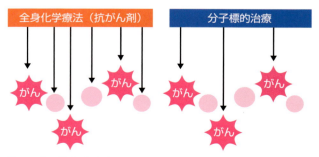

図1　分子標的治療（がん細胞に対してピンポイントに作用する）

科別レクチャー
平塚市民病院 ── 市民のニーズに応える最新治療

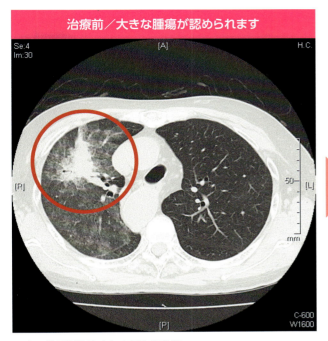
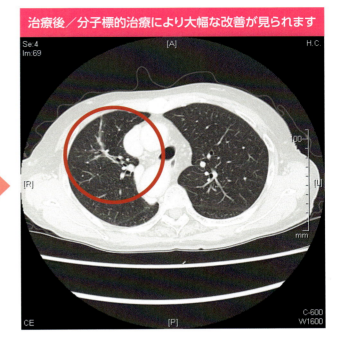

写真　分子標的治療による治療前後

抑えます。免疫療法は、がん細胞により抑制された免疫T細胞の抑制を解除し、免疫T細胞の働きを取り戻します。

　肺がんはその進行具合により、病期分類をステージ1〜4期に分けています。おおまかにいうと、1、2期は早期肺がん、3、4期は進行肺がんです。1、2期は手術治療、3、4期は非手術治療を行います。現在、小細胞肺がんの治療に分子標的治療や免疫療法の効果は確認されていません。しかし、非小細胞肺がんの治療はこの15年間進歩し続けており、手術・放射線・全身化学療法に加えて分子標的治療薬や免疫療法を駆使することにより、生存期間の延長がみられています。

まとめ

"肺がん──あきらめないで！"
①国内におけるがん死因の第1位は肺がんです。
②肺がんの中で最も多いのは腺がん（非小細胞肺がん）です。
③非小細胞肺がんの治療は年々進歩し生存期間の延長が得られています。

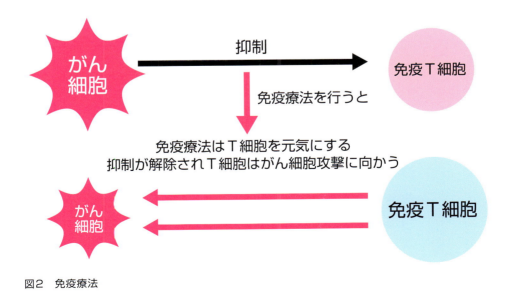

図2　免疫療法

消化器内科　消化管出血

消化管出血は内視鏡で治療できます

消化器内科
主任医長
斯波　忠彦
しば　ただひこ

消化管出血のときに何が起きているのでしょうか？

　人間の体は口から肛門まで1本の管（消化管）でつながっており、その途中で何らかの病気があり出血することがあります。出血すると、どんなことが起きるのでしょうか。血液や血液の混じる食事を吐いてしまう吐血や、黒色便や血便、貧血症状でだるくなり息切れや血圧低下による意識障害もあります。
　出血部位で大きく上部と下部に原因を分けて考えます。
　上部消化管（食道、胃、十二指腸）の出血があると、吐血や、時間の経過とともに消化された黒い便の排便があります。下部消化管（小腸、大腸）の出血は、血が混じった便や真っ赤な排便で気がつきます。

消化管出血と疑われたときの対応は？

　消化管出血を疑った場合は、積極的に内視鏡を施行し、出血の原因を確認することが重要です。いわゆる胃カメラ、大腸カメラで診断治療します。
　患者さん本人や家族に、消化管出血に対する内視鏡治療の必要性（メリットとデメリット）、治療手技の概要、合併症、偶発症に関して事前に説明しています。終了後には結果を説明し、再発や追加治療の必要性、今後の予定に関しても説明しています。

どんな治療があるのでしょうか？

上部消化管出血（吐血、黒色便）＝胃カメラでの対応
　食道、胃、十二指腸までの上部消化管では①食道や胃の静脈瘤（コブ）の出血、②食道炎食道潰瘍出血、③胃十二指腸潰瘍出血、④粘膜の血管異常部からの出血、⑤がん出血など、さまざまな原因があります。
　食道や胃の静脈瘤出血（写真1）は、肝疾患が進行し肝硬変が基礎疾患にある病態です。
　静脈瘤に硬化剤を注入し、コブを固める硬化療法（EIS）や静脈瘤をゴムで縛り結んでコブをつぶす静脈瘤結紮術（EVL）（写真2）、静脈瘤に組織接着剤を注入するCA（α-cyanoacrylate monomer）法のほか、クリップやレーザーなどの熱凝固法で止血対応しています。
　出血性の食道胃十二指腸の潰瘍（写真3）は、ピロリ菌の感染や消炎鎮痛剤を内服している方、血液をさらさらにする必要性の病気があり、抗血栓薬を使用する方によく見受けられる病態です。
　エタノールやエピネフリンという薬剤を出血血管付近へ注入止血する局注止血法、出血する血管を直接クリップで閉じる機械的止血法（写真4）、アルゴンプラズマガスや止血鉗子を利用した熱凝固法もあります。ほかの疾患も、内視鏡で的確に診断し病状に応じた止血方法をとります。

科別レクチャー
平塚市民病院 ── 市民のニーズに応える最新治療

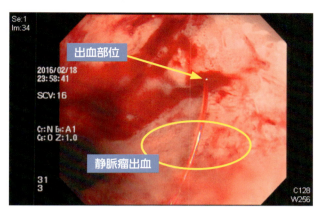

写真1　食道静脈瘤出血

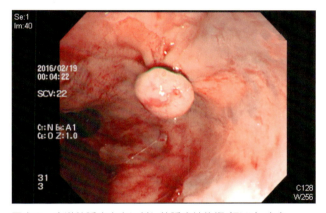

写真2　食道静脈瘤出血に対し静脈瘤結紮術（EVL）止血

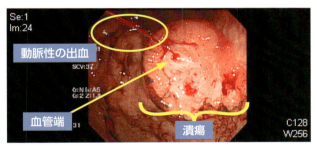

写真3　出血性胃潰瘍

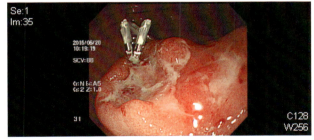

写真4　出血性胃潰瘍に対してクリップによる機械的止血

下部消化管出血（血便）＝大腸カメラでの対応

　大腸を中心とした下部消化管では①大腸憩室出血、②出血性直腸潰瘍（写真5）、③放射性腸炎、④粘膜血管異常部の出血、⑤腫瘍からの出血、⑥虚血性腸炎などがあります。

　そのまま止血剤の点滴で対応することもありますが、血圧低下や全身状態に影響のあるときが内視鏡的消化管止血術の適応です（写真6）。CTなど画像検査も併用し診断に努め、各種止血術を選択しています。

　憩室出血、潰瘍出血の勢いのある出血は先述したクリップ止血術が第一選択です（写真6）。ほかにも、局注療法、熱凝固療法などを選択し、止血に努めます。粘膜の変化による染み出るような出血は、アル

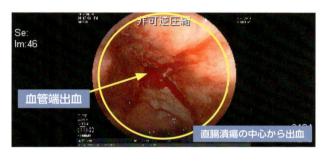

写真5　出血性直腸潰瘍

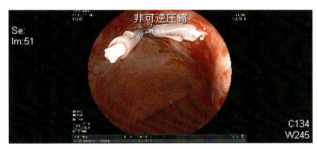

写真6　出血性直腸潰瘍に対して機械的クリップ止血

ゴンプラズマで粘膜を直接焼くこともあります。
　内視鏡による止血術で止血できれば体への侵襲（ダメージ）はさほどありませんが、内視鏡での止血が困難なときは放射線科と連携し、血管内から止血するカテーテル法や、外科と連携し、緊急手術にも対応しています。
　当院は毎日24時間、救命救急センターや近隣の開業医の先生方とも連携し、緊急内視鏡対応の準備をしています。先述の症状や心配事がある方は、来院し医師に相談してください。適応があれば、内視鏡対応する体制を整えています。

消化器内科 **胆道系・膵疾患**

覗いてみよう！内視鏡的逆行性膵胆管造影検査の世界

消化器内科
医長
武内 悠里子(たけうち ゆりこ)

ERCP 検査とは？

内視鏡的逆行性膵胆管造影検査(ないしきょうてきぎゃっこうせいすいたんかんぞうえいけんさ)（Endoscopic Retrograde Cholangiopancreatography：ERCP）と言われても、ほとんどの方がどんな検査のことを言っているのか分からないと思います。

胃カメラや大腸カメラと同じように内視鏡を使って行う検査ですが、馴染みがないのも当然で、この検査は特別な場合にしか行いません。具体的には胆管、胆嚢(たんのう)などの胆道系と膵管(すいかん)に異常所見をきたす腫瘍(しゅよう)、炎症、外傷、発生異常などがある場合に行います。胆道系や膵管に異常がない方は、この検査を行う機会がないため、聞き慣れない検査なのです。

また、ERCP は検査だけではなく、さまざまな治療を行うことができます。例えば、結石を摘出したり、がんが原因で起きた黄疸(おうだん)（肌や眼球が黄色くなる）に対して、ステントといわれる管(くだ)を留置し黄疸症状を軽減させることもできます。

検査方法について

内視鏡を口から入れて食道・胃を通り、十二指腸まで進め、胆管や膵管に直接細いチューブを介して造影剤を注入してX線写真を撮影します（図1）。同時に膵液や胆汁を採取したり、病変部から組織や

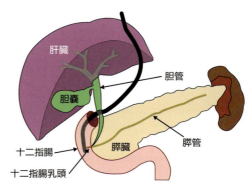

図1　胆道（胆管と胆嚢）、膵臓の解剖

細胞を取ったりして検査を行うこともあります。さらに詳しい病変の評価のために、先端に超音波診断機器のついた細い管を胆管や膵管の中に入れて、超音波による精密検査を行うこともできます。

ERCP での治療

ERCP を使った治療の具体例を示します。
●総胆管結石の治療（図2、写真1）
総胆管結石の場合は痛みや胆管炎がなくても治療の適応があります。

総胆管は、十二指腸乳頭という部分で十二指腸に開口しています。十二指腸乳頭は通常穴が小さいため、そのままでは内視鏡で総胆管結石を取り出すことができません。そこで、乳頭部の穴を広げるために、内視鏡的乳頭括約筋切開術(にゅうとうかつやくきんせっかいじゅつ)（Endoscopic

科別レクチャー
平塚市民病院 ── 市民のニーズに応える最新治療

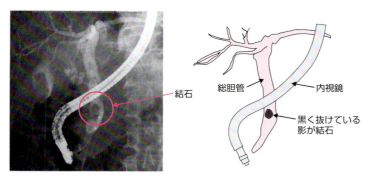

図2 総胆管結石

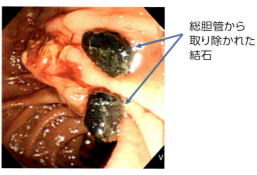

写真1 総胆管から取り除かれた結石

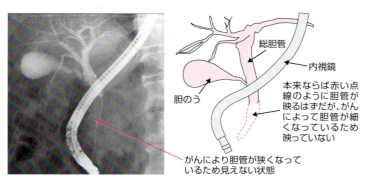

図3 金属ステント留置前

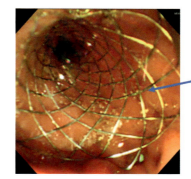

写真2 金属ステント留置後

Sphincterotomy：EST）で乳頭部を電気メスで切開したり、内視鏡的乳頭バルーン拡張術（Endoscopic Papillary Dilatation：EPD）でバルーン（小さな風船）を使って拡張したりします。広げた乳頭部から総胆管内に、バルーンや結石をつかむためのワイヤーを挿入し、結石を十二指腸内に引き出します。結石が大きい場合には、特殊なワイヤーを胆管内に入れて結石を砕いて引き出しやすくします。

● 胆管がんのステント留置例（図3、写真2）

がんにより胆管が狭窄（狭くなること）し、胆汁の流れが悪くなっているときに、胆管にステントという管を入れて胆汁の流れを良くする治療があります。ステントには、プラスチックでできたものと金属のものがあります。金属のステントはプラスチックのものに比べ太く拡張するため、詰まりにくいという利点があります。

ERCPはその検査・治療内容から、消化器における内視鏡検査のなかでも高度の技術を要するとされています。当院では年間約300件の検査・治療を行っており、治療症例数も年々増加しています。

高齢化に伴い胆石保有者は増加傾向といわれており、胆管がん、膵臓がんの患者数も増加しています。そのため今後、ERCP検査を受ける患者数も増えていくと考えられますので、この機会に知っていただけたらと思います。

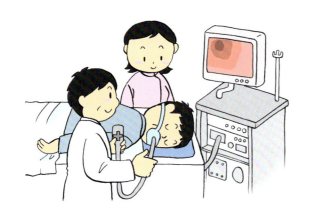

循環器内科 心筋梗塞

心筋梗塞で死んでたまるか

循環器内科
部長
松原 隆
まつばら たかし

心筋梗塞とは？

　著名人が病気になるたびにマスコミで報道され、その病気を心配して外来を受診される患者さんがいます。多くの人が病気のことを知るのは良いことなのですが、胸痛＝心筋梗塞ではありません。では心筋梗塞とは、どんな病気なのでしょうか。

　心臓は全身に血液を送るポンプの仕事をしています。袋状になった筋肉（心筋）が収縮することによって、袋の中にある血液が押し出されて全身をめぐります。脈を打っている血管が動脈ですが、仮に動脈が切れると血液は吹き出てきます。心筋が血液に圧力をかけているからです。それだけの力を出すためには、心筋自体に酸素を送ってあげなければなりません。その役割を担うのが、心臓の周りを取り巻いて心筋を養っている血管、すなわち冠状動脈です（図1）。この冠状動脈が詰まって、心筋が死ぬ（壊死する）ことを心筋梗塞といいます。

心筋梗塞と狭心症

　心筋梗塞と似て非なる病気に狭心症があります。狭心症は、冠状動脈が細くなったために心筋に充分な酸素が供給されない状態ですが、心筋は死んではいません。安静などにより5〜15分で症状は改善していきます。

　一方、心筋梗塞は、冠状動脈が閉塞したために、心筋が壊死してしまった状態です。心筋梗塞の症状は、胸全体が締めつけられ、冷や汗を伴い、死ぬ思いをするといわれます。また症状は胸が痛いとは限らず、息が苦しい、意識がなくなる、特に高齢者の場合は、食欲がなくなる、最近元気がないということもあります。症状の部位も胸とは限らず、喉やあご、肩や背中、左腕、みぞおちのこともあり、心臓病と考えず、整形外科、消化器内科、耳鼻科を受診することもあります。

　心筋梗塞は非常に危険な病気で、早ければ5分で天国まで行きます。救急車は心筋梗塞患者のために走っていると言っても過言ではありません。前述の症状、特に冷や汗や意識障害があれば、すぐに救急車で受診しましょう。

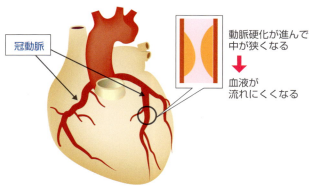

図1　冠状動脈硬化

いつ受診すべきか

実は心筋梗塞に至ってしまっては、治療は後手になります。心筋梗塞発症後では不整脈、心不全、心筋破裂、脳梗塞などの合併症との戦いを余儀なくされます。心臓カテーテル手術（PCI）など、循環器内科医は秒単位で治療しなければなりません。

そこで、患者さんのために、心筋梗塞になる前に病院に来ていただきたいのです。心筋梗塞に必ずしも前兆があるとは限らないのですが、前兆としての不安定狭心症を知っておいてください。

不安定狭心症とは？

狭心症には、安定狭心症と不安定狭心症があります。安定狭心症とは狭心症の出現する条件が決まっているもの、例えば坂道を登るときは胸が締めつけられるが、平地歩行は大丈夫という場合です。

これに対して不安定狭心症とは、①今まで無症状であったのに最近出現した狭心症、②だんだん症状が悪くなる狭心症、③安静にしていても起きる狭心症のいずれかです。

不安定狭心症は急性心筋梗塞に移行しやすい状態です。不安定狭心症になったら直ちに受診してください（図2）。例えば「最近、朝通勤途上で……」とか、「朝のゴミ出しで……」という症状があれば、新たな狭心症発症の可能性が高いと考えられます。

冠危険因子

心筋梗塞や狭心症の原因は動脈硬化、すなわち血管の老化です。動脈硬化の要因を冠危険因子と呼びます。高齢、高血圧、糖尿病、脂質異常症、喫煙、狭心症や心筋梗塞の家系、肥満、運動不足などです。これらの因子が多いほど狭心症や心筋梗塞になりやすいということです。

高血圧は、診察室で測定した1回の血圧だけでは診断できません。毎日朝起床後と就寝前に家庭血圧を測定すべきです。糖尿病とは血糖値が高いことですが、食前食後で血糖値は変動するので、最近1～2か月の血糖の平均値であるグリコヘモグロビン（HbA1c）を指標とします。基準値は6.2％以下ですが、貧血の人は低めの値になります。

脂質異常症とは、悪玉といわれるLDLコレステロールが高いこと、善玉といわれるHDLコレステロールが低いことなどのことをいいます。高血圧、糖尿病や脂質異常症だけでは無症状ですから、動脈硬化早期発見には健康診断を受けなければ分かりません。糖尿病や脂質異常症には家系の要因があるので、両親が持っている病気を重点に健康管理するのが良いでしょう。

現代において喫煙は病気の原因の1つとして常識です。糖尿病の方が煙草を吸っていたら、症状がなくとも狭心症を疑います。まず心筋梗塞の予防が重要ですが、もし症状が出現したら、すぐにかかりつけ医にご相談ください。

不安定狭心症

・急性心筋梗塞に移行しやすい状態の狭心症。
・次の3つに分類することができる。

1　最近2か月以内に新たに発症した狭心症
2　次第に発作の程度・頻度などが増悪してくる狭心症
3　安静時にも痛みを自覚する狭心症

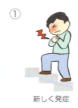
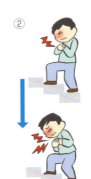
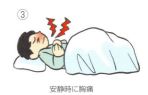

図2　不安定狭心症の症状

神経内科　脳卒中

脳卒中ってどんな病気？

神経内科
部長
小出 隆司（こいで たかし）

脳卒中とは？

　脳卒中とは「突然悪い風にあたって倒れる」という意味であり、その症状は意識障害、運動障害（半身が動かなくなる）、感覚障害（半身の感覚が鈍くなる）、平衡障害（ふらつき）、けいれん、視野障害、頭痛（出血した場合）などがあります。症状としては、運動障害（片麻痺）が最も多くみられます。

　脳は各部分の働きが異なり、障害される場所によって症状が異なります。例えば、運動の中枢が障害されれば反対側の半身（右脳であれば左半身）の麻痺が、感覚の中枢では反対側の半身の感覚障害が起こります。運動性言語中枢が障害されると、他人の言っていることを理解できても、自分ではしゃべれなくなります。感覚性言語中枢が障害されると、他人の言っていることが理解できなくなります。脳卒中は脳の血管が破れるか詰まるかのいずれかにより、脳が障害されてしまうことによって起こります。

日本の脳卒中の現状

　死亡原因では第2位で、年間人口10万人当たり118人が脳卒中で亡くなり、死亡総数の16％にあたります。そして、入院の原因としても第2位で、脳卒中患者の平均在院日数は119日と極めて長いのです。

　さらに問題になるのは、寝たきり老人の約4割、訪問看護サービス利用者の約4割が脳卒中患者であり、1年間に約1兆8000億円もの医療費が脳卒中のために使われています。

脳卒中の種類

　脳卒中は、脳梗塞（のうこうそく）、脳出血、くも膜下出血に分けられます。脳梗塞とは、脳の動脈が詰まって血の流れが悪くなり、脳が障害されてしまうものです。昔から脳溢血（のういっけつ）という言葉がありますが、それは「血が溢れる（あふれる）」、つまり脳出血のことです。

　脳梗塞には3つのタイプがあります。
①大きな動脈の動脈硬化によって血栓ができて詰まるもの。
②心臓にできた血栓が流れてきて詰まるもの。
③脳の細い動脈が高血圧のために細くなって詰まってしまうもの。

　ひどい高血圧の状態が長く続きますと、血管が壊死（えし）し、破れてしまい、脳出血が起こります。破れるほどのひどい高血圧でなければ、詰まってしまいます。このように、細い動脈の病変による脳梗塞と脳出血は親戚の関係にあります。

　「写真1」の上段は脳出血急性期のCTで、白いところが出血です。

科別レクチャー
平塚市民病院 —— 市民のニーズに応える最新治療

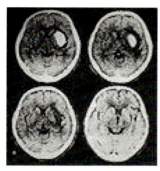

写真1　脳出血のCT像

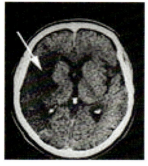

写真2　脳梗塞のCT像

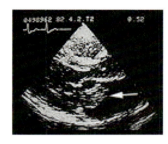

写真3
心臓の血栓による脳梗塞

2週間から1か月経つと、この血液は吸収されて黒くなってしまうので、それ以後に下段のようなCTを見ると、本当に出血だったのかどうか、なかなか分かりません。そういう意味からも、早めに1回CTを撮って、何であったのかということをはっきりさせておくことが大事です。

「写真2」は、心臓にできた血栓が脳に飛んできて、脳梗塞を起こした患者さんのCTです。これは脳を頭の真ん中あたりで1cmの厚さで水平に切った写真です。黒くなっている部分が脳梗塞です。これは右半球にあり、この患者さんには左の片麻痺がありました。

「写真3」は、心臓の超音波検査の写真です。左心房の中に矢印が示す血栓があるのが、超音波診断で分かります。これがはずれて大動脈の方に流れて行くと、脳に引っかかることがしばしばあります。

血栓溶解療法

血栓溶解療法（アルテプラーゼ静注療法）は、詰まった血管の血栓を溶かすことによって、血液の流れを再開させ、脳梗塞を治療します（発症時刻を正確に特定できる人のみ使用可能）。症状が出現してから4.5時間以内に、アルテプラーゼという薬を投与します（用量0.6mg/kgの内、10％を注射で、残り90％を1時間で点滴します）。米国で行われた臨床試験では、アルテプラーゼを使った人の39％で障害が回復（使わなかった人では26％で回復、つまり、自然の回復もありえます）したと報告されました。

血栓溶解療法の副作用で最も多いのが出血です。程度はさまざまですが、脳梗塞の患者さんでは「出血性梗塞」の危険があります。出血性梗塞とは、脳の血管が詰まったことでその先の血管ももろくなるため、血栓溶解療法によって再開された血流に耐え切れず、血管の壁が破れ出血する状態のことです（血栓溶解療法を行わなくても起こることがある自然の経過の1つです。アルテプラーゼは、この可能性を増幅させてしまう治療でもあります）。

出血性梗塞の程度はさまざまで、CT検査で初めて分かるものから、症状が悪化してから分かるものもあり、程度が重いと命にかかわる病状です。米国では6.4％で起こり、死亡率が2.9％でした（薬を使わなかった人は0.6％、うち死亡は0.3％）。日本の試験では5.8％で出血性梗塞が起こり、0.9％で死亡しています。

アルテプラーゼの使用は、症状を悪化させてしまう場合が少なからず見受けられるため（死亡率も高くしてしまいます）、非常に慎重に考える必要があります。

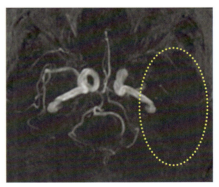

写真4
82歳、女性
右手足が動かず話ができない

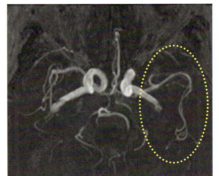

写真5
血栓溶解療法後、血管が開通し症状は劇的に改善しました

小児科 食物アレルギー

食物アレルギーは食べて治せ

小児科
医師
石井 憲行(いしい のりゆき)

食物アレルギーの現状

　食物アレルギーとは、食物によって体の免疫が過敏に反応してしまい、不利益な症状が出現する病気です。食物を摂取した後に、皮膚にかゆみ、赤み、蕁麻疹(じんましん)が出現し、時に咳(せき)や嘔吐(おうと)、下痢症状を認めます。重症になると、意識消失や血圧が低下するアナフィラキシーショックとなり、死亡することもある恐ろしい病気です。テレビや雑誌でも度々取り上げられるようになり、社会の関心が高いトピックスであるということを感じます。また、特に子どもをもつ親の心配の種の1つとなっています。

　乳児期に発症することが多く、卵、乳、小麦を筆頭に、あらゆる食物がアレルゲン（アレルギーの原因食物）となる可能性があります。時間経過とともに食物アレルギーが良くなることもありますが、一方で離乳食をどのように与えていけばいいか、ほかの種類の食物アレルギーがあるのではないかと日々不安に過ごしている、と患者さんの家族からよくお話を受けます。また、誤食を恐れて家族全員で卵や乳を一切除去しているという話もまれではありません。つまり、本人のみならず家族全員のQOL（生活の質）が悪化する可能性があります。

食物アレルギーは食べて治せ

　2000年に米小児学会で卵や乳などアレルギーがでやすいものは摂取開始時期を遅くさせたほうが食物アレルギーにならないのではないかと提案されていましたが根拠に乏しい宣言であり2008年には予防効果がないことが確実にわかりその宣言を撤回しています。

　当時の情報がいまだに巷にひろがっており、アレルギーになりやすい食物は避けるようにする方が良いという嘘が、インターネット上に散見されます。しかし、これらは20年近く前の情報であり、現在ではなるべく早期に摂取開始した方が良いのではないかといわれています。特に、卵、ピーナツに関しては、生後4〜6か月頃から摂取した方が良いという臨床試験の結果が発表されています。

　2017年6月には、日本小児アレルギー学会がアトピー性皮膚炎のある子どもは医師の管理のもと生後6か月から鶏卵の微量摂取を推奨しており、もはや積極的に摂取させていくべきであるとアナウンスしています。

科別レクチャー
平塚市民病院 ── 市民のニーズに応える最新治療

当院でのアレルギー診療

　平塚市内の児童では、2004年度に237人であった食物アレルギーの患者数が2016年度には843人となり、年々増加の一途をたどっています。

　当院では外来で食物アレルギーの状況を詳しく聴取し、血液検査、皮膚検査を通じて一人ひとりにあわせて総合的に評価を行います。その後、必要に応じて日帰り入院で食物経口負荷試験を行い、確定診断および実際どのような量で症状が出現するかを確認していきます。

　食物経口負荷試験とは、食物を複数回に分割し時間をあけて食べていく検査です。検査中は医師、看護師がベッドサイドにつきっきりで対応していますので、万が一症状が出現した場合は、すみやかに対応できるようになっています。

　こうして得られた結果から、原因食物の「必要最低限の除去」を行います。少量ずつ食物を摂取することによって、食べられるようにすることを目標としていきます。また当院では、アトピー性皮膚炎、気管支喘息、アレルギー性鼻炎など、アレルギー全般の対応をしています。

もし急に食物アレルギーを発症したら

　食物アレルギーの症状で一番出やすいのは、皮膚の症状で、赤み、かゆみ、蕁麻疹です。これらの症状が出現したら、まずは速やかに近くの小児科クリニックを受診してください。

　また、呼吸が苦しい、ゼイゼイする、繰り返し嘔吐、下痢があるような場合は、アナフィラキシーの可能性があります。当院にご相談ください。

参考文献
1) よくわかる食物アレルギー対応
　ガイドブック2014（環境再生保全機構）
2) PETITstudy(Lancet,2016)
3) LEAP study(NEJM,2015)
4) 平成29年度平塚市小学校給食における
　食物アレルギーの対応マニュアルより
5) 食物アレルギーガイドライン2016

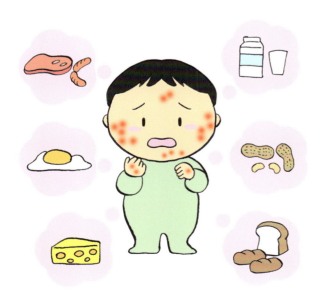
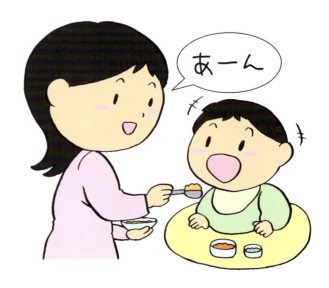

外科　鼠径ヘルニア

足の付け根（鼠径部）が出っぱっていると感じませんか？
——鼠径ヘルニアかもしれません

外科
部長
中川 基人（なかがわ もとひと）

鼠径ヘルニアとは？

　一般に「脱腸」と呼ばれている病気です。腸やお腹（なか）の中の臓器が鼠径部（そけい）の筋肉の穴から飛び出した状態です。

●もし、嵌頓（かんとん）すると？

　ヘルニアの穴に腸が長時間はまり込み、腸への血流が遮断され、腸は壊死（えし）してしまいます。その場合、一刻も早くこの状態を解除してあげることが必要となります（写真1）。

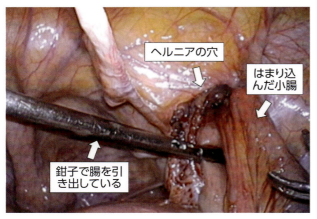

写真1　お腹の中に入れたカメラから見た鼠径ヘルニアの嵌頓解除の様子

どんな治療法がある？

　鼠径ヘルニアは、薬では治すことができません。確実な治療は唯一、手術です。しかし、例えば心臓の悪い方など手術に伴うリスクが高いと判断される場合、すぐに手術を行わずに定期的に外来で経過観察することもあります。また、ヘルニアバンド（脱腸帯）で外から物理的に腸が出るのを防ぐ方法もあります。

手術は2種類

　お腹に小さな穴を開けてカメラを見ながら行う「腹腔鏡手術」（ふくくうきょうしゅじゅつ）と、鼠径部の膨（ふく）らみの上を切る「鼠径部切開法」です（図1）。どちらの手術を選択するかは、両方のメリットとデメリットを十分考慮した上で、患者さんとよく話し合いながら決めます（表）。

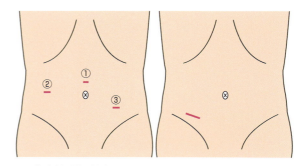

図1　腹腔鏡手術（左）と鼠径部切開法（右）

科別レクチャー
平塚市民病院 ── 市民のニーズに応える最新治療

I. 腹腔鏡手術の「利点・メリット」から見た場合

	腹腔鏡手術	鼠径部切開法
①傷と痛み	傷が小さく痛みが少ない（1cm程の小さな穴・3箇所）	5cmの傷
②入院期間	短い（3泊4日）	4泊5日
③術後の回復	日常生活に早く戻れる	創が治るのに時間を要する
④両側の場合	同じ穴から左右同時にできる	左右に傷が2か所になる
⑤小さなヘルニアの確認	カメラで内側から観察するため見落としが少ない	判断が難しい場合がある

II. 腹腔鏡手術の「欠点・デメリット」から見た場合

	腹腔鏡手術	鼠径部切開法
①麻酔	必ず全身麻酔が必要	腰椎麻酔（場合により全身麻酔）
②手術時間	長い（2時間）	短い（1時間）
③腹部手術既往、前立腺術後	不向き	可能
④腹腔内臓器を損傷する可能性	あり	ほとんどなし
⑤費用	やや高い（3割負担で約150,000円）	安い（3割負担で約75,000円）

表　腹腔鏡手術のメリット・デメリット

ヘルニアの穴は、どうやって塞ぐ？

現在、「メッシュ」と呼ばれる医療用のネットを使うのが主流となっています（写真2）。体の中に入れたメッシュは位置がずれないよう固定します。一度入れたメッシュは取り出さず、患者さんの体の一部となります。なお、当院ではメッシュを使用しない治療の選択肢もありますので、遠慮なくご相談ください。

鼠経ヘルニア手術の実績

当院での鼠経ヘルニアの手術の実績と内訳は、「図2」のようになっています。鼠経ヘルニアは、女性と比べて男性で多い病気です（女性4％、男性96％）。年代別では、60歳代、70歳代、80歳代と、高齢の方が多くなっています。手術方法では、腹腔鏡手術と比較し鼠径部切開法が多い傾向があります。

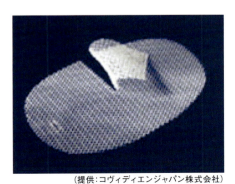

（提供：コヴィディエンジャパン株式会社）

写真2　ヘルニアの穴を塞ぐメッシュ

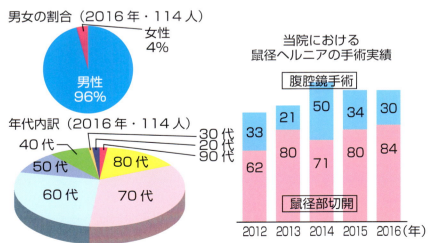

図2　鼠経ヘルニアの手術の実績と内訳

消化器外科　大腸がん

大腸がんの治療
——この20年間の進歩

消化器外科
部長
山本 聖一郎（やまもと せいいちろう）

　現在、大腸がんは日本人がかかるがんの中で、部位別罹患率が男女ともに2位、部位別死亡率では男性3位、女性1位と、この20年間で日本で最も患者数が増加しているがんの1つになります。それと同時に、治療成績も順調に向上しているがんでもあります。

　治療成績の向上のためには、早期発見、治療（内視鏡、手術、抗がん剤、放射線）の進歩、新しい治療方法の有効性の評価（臨床研究）が不可欠です。ここでは、特に手術、抗がん剤の進歩について解説します。

手術療法の進歩

　この20年間に、手術療法は日進月歩で進歩しています。その内容は、患者さんにとってより負担が少ない手術方法の開発と、主に肛門機能の温存を目的とした機能温存手術の進歩に集約できます。

1. 患者さんにとってより負担が少ない手術方法の開発

　「大きくお腹を開けて手術をするのが偉大な外科医」と言われた時代もありましたが、患者さんにとっては、傷が大きければ大きいほど、肉体的負担が大きくなることは想像に難くないでしょう。がんの手術ですから、治療成績が同じならば、傷が小さく、肉体的に負担が少ない手術が望ましいのは言うまでもありません。この20年間の大腸がん手術の最大の進歩は、患者さんにとって肉体的に負担が少ない腹腔鏡手術の進歩といっても過言ではありません。

　腹腔鏡手術は、5mm～15mm位の小さな傷をいくつかお腹に開け、炭酸ガスでお腹を膨らませて、お腹の中に内視鏡（腹腔鏡）を挿入し、モニター画面を見ながら手術を行う方法です（写真1）。腹腔鏡手術でも、病変を取り出すために4～6cm位の傷が必要になりますが、開腹手術の20～30cmの傷と比較すると（写真2）、痛みが少なく、退院までの期間、社会復帰も早く、傷関連合併症や癒着による腸閉塞などの合併症が少ないと報告されています。そして、大腸がんの治療成績は、一部の難易度が高い手術を除き、腹腔鏡手術でも開腹手術でも同

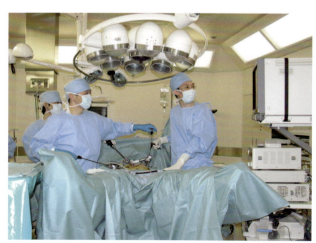

写真1　腹腔鏡手術の様子

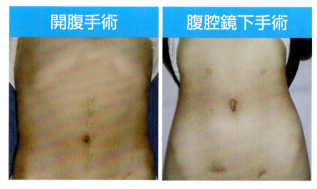

写真2　手術後の傷の比較

じということが、この20年間に証明されました。

当院では、大腸がんの患者さんの手術の90％以上を腹腔鏡手術で行っており、治療成績を国内外で報告しています。この分野はさらに発展していくと考えられます。

2. 肛門機能の温存を目的とした機能温存手術の進歩

一方、大腸がん、特に直腸がんの手術で気になることの1つに、永久人工肛門になるのかどうかということがあります。直腸がんといえば有無を言わさず永久人工肛門という時代もありましたが、現在ではがんの根治性を損なわず、肛門を残せる患者さんの割合が増加しています。

当院では、局所がかなり進行した患者さんでも、手術前に抗がん剤や放射線療法を行うことで、若年者の方、健康な方では90％以上の患者さんで肛門温存術を施行しています。一方、たとえ肛門を残せても、手術前に比較すると頻便、下痢、便秘、漏れなどの機能低下は、多かれ少なかれ避けることはできません。無理に残すと、高齢者などでは、肛門は残せても術後は一生オムツが必要になる方もいらっしゃいます。

また、手術自体は肛門温存術の方が難易度が高く、手術の際の肉体的負担も増します。直腸がんの患者さんでどのような治療方針、手術方針にするかは、患者さん、家族と十分協議を重ねた上で、短所、長所をご理解いただき、熟考した上で患者さんに決定していただいています。

抗がん剤の進歩

手術で切除することができない転移、再発大腸がんの患者さんの治療は、放射線や抗がん剤治療で行います。特に抗がん剤治療は、1990年代後半まで、フルオロウラシル系の1種類しかなかった時代では治療開始からの平均寿命は6～9か月でしたが、最近では、副作用を最低限に抑えながらいろいろな種類の抗がん剤を併用することで、平均寿命は30か月を超えるようになってきました。抗がん剤治療の進歩にはめざましいものがあります。

以下に、現在有効性が確認され、保険収載されている抗がん剤を記します。

- フルオロウラシル系（5-FU、ゼローダ、UFT、TS-1、ロイコボリン）
- イリノテカン
- オキサリプラチン
- 分子標的薬（ベバシズマブ、セツキシマブ、パニツムマブ、ラムシルマブ）
- ロンサーフ
- レゴラフェニブ

当院でも、これらの抗がん剤を使用しながら、専門の薬剤師、看護師などと協力し、主に外来化学療法室で抗がん剤治療を行っています。

ここで挙げた内容以外にも、多くの進歩により、着実に大腸がんの治療は進歩していますが、治療開始時に症状が進んでしまった患者さんのがんが治る確率が低いのも事実です。症状が出現する前にがんを見つける早期発見、早期治療は大腸がんでは間違いなく有効です。また、これまでなかったような症状を自覚した場合にも、早めに検査するのが大切であることは言うまでもありません。心配な症状がありましたら、ご相談ください。

消化器外科 膵臓がん

「膵臓がん」と言われたら
——最新の治療を近所の平塚市民病院で

消化器外科
部長
山本 聖一郎（やまもと せいいちろう）

消化器外科
医師
高野 公徳（たかの きみのり）

膵臓がんとは？

膵臓は、胃の後ろにある長さ約20cm、重さ約60gの横に細長い臓器で、右側より膵頭部、膵体部、膵尾部に分けられます（図1）。食べ物を消化する膵液や、血糖値を調整するホルモン（インスリン、グルカゴン）を産生します。膵頭部では十二指腸、胆管、膵体部では胃、膵尾部では脾臓、大腸に接し、周囲に太い血管が走行しているため（図2）、小さいがんでも容易に周囲の臓器に浸潤しやすく、肝臓や肺に転移しやすいことから、診断時点で手術不能な割合が7～8割程度であり、克服が難しいがんの代表とされています。

膵臓がんの症状・診断

膵臓がんの患者さんの症状としては、上腹部痛、背部痛、黄疸（肌や眼球が黄色くなる）が多く、体重減少、食欲減退、糖尿病が悪化することもあります。がんが進行するまで、ほとんど症状がないことが多く、早期の膵臓がんには特徴的な症状はありません。

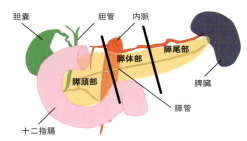

図1　膵臓の解剖

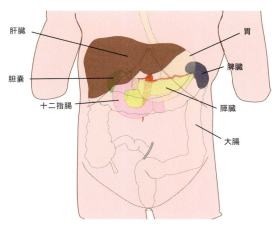

図2　腹腔内における膵臓の位置と周囲臓器

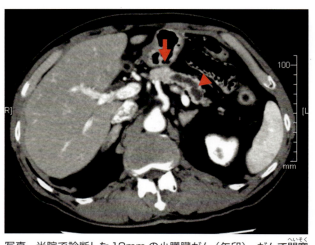

写真　当院で診断した12mmの小膵臓がん（矢印）、がんで閉塞した膵管は滞った膵液により拡張しています（矢頭）

診断には腹部超音波検査・造影CT検査、MRI検査などが有用です。健康診断では早期発見は難しいことが多く、人間ドックのオプションやほかの理由で撮影した腹部造影CT検査・MRI検査などで、偶然膵臓がんと診断される方もいます（写真）。

膵臓がんの治療・予後

膵臓がんの治療は、①手術による切除、②化学療法（抗がん剤治療）、③放射線療法、④緩和ケア（対症療法）の4つが中心となります。進行度や患者さんの全身状態をもとに、治療法を選択し組み合わせて行う集学的治療によって、徐々に治療成績が良くなってきています。

●手術

がんを残らず切除できると判断され、全身状態も良好な患者さんには外科手術が行われます。手術は、膵頭十二指腸切除（膵頭部、胆管、十二指腸を切除する手術）、あるいは膵体尾部切除（膵体尾部と脾臓を切除する手術）が行われます。いずれも長時間におよぶ大手術ですが、唯一根治が期待できる治療です。

当院では、この高難度手術の指導を行う立場にある日本肝胆膵外科学会高度技能指導医2人が勤務しており、根治性と安全性を担保した手術を行っています。安全な手術のために、患者さんのCT検査のデータを解析して、血管や膵臓がんの位置関係を個々の患者さんについて再現し、手術の注意点や方法を詳細に検討して手術に臨んでいます（図3）。

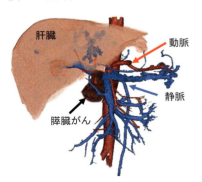

図3 CT検査の画像をもとに、膵臓がんと周囲の血管の位置関係を詳細に検討し、手術に備えています

●化学療法

切除が難しい患者さんには、抗がん剤による化学療法が行われます。これまで、なかなか効果が得られなかった膵臓がんに対する化学療法も、ここ数年で大きく進歩しています。副作用も一般的に思われているほどの重篤なものは少なく、ほとんどの患者さんが外来通院しながら治療を受けています。多くの患者さんが生活の質を保ちながら、自分らしくがんと付き合っていくのに大きく役立っています。

●放射線治療

膵臓がんに対する放射線治療によって、痛みの緩和や、手術が難しい患者さんが放射線治療と化学療法を併用することで手術できるようになったことも当院で経験しました。当院では、最新鋭の高精度リニアックTrueBeamを導入し、さらに十分な経験を持った放射線治療専門医2人が勤務しており、高精度な治療を受けることが可能です。

●緩和ケア

緩和ケアというと「がんの治療ができなくなった患者さんの医療」と思っている方もまだまだ多いようですが、これは過去の考え方です。がんと診断され病名を告知されると、体だけでなく、心にも「つらさ」や不安を感じますが、緩和ケアによってお手伝いすることで、治療に立ち向かう意欲を取り戻せるのです。最近は、がんと診断されたときから緩和ケアを必要に応じて受けることで、生活の質だけでなく長生きできるようになるという報告もあり、膵臓がん治療における重要な治療の1つです。

膵臓がん治療も近所の平塚市民病院で

がんセンターや大学病院に勝るとも劣らない良質な膵臓がん診療が、近所の平塚市民病院にすべてそろっています。

すべての治療において、自宅から近いということは、頻回（ひんかい）の通院が必要な際も体力的な負担が少ない、不意の発熱や腹痛など療養中に何かあったときもすぐ受診できる、家族の面会も気軽にできるなど、患者さんにとって何事にも代えがたい大きなメリットです。

膵臓がんと言われたら、まずは当院へご相談ください。必ず患者さんの力になります。

消化器外科　**肝臓がん**

肝臓がんの外科治療
——腹腔鏡手術から高難度手術まで

消化器外科
部長
山本 聖一郎
（やまもと　せいいちろう）

消化器外科
医師
高野 公徳
（たかの　きみのり）

肝臓がんの概要

　口から摂取した食べ物は、消化管で消化吸収されたのち大部分が肝臓に運ばれ、たんぱく質や血液を固める凝固因子などに合成され、アルコールなどの不要な物質は解毒されます。「肝腎かなめ」と称されるように、肝臓は体の中の工場のような臓器であり、生きていく上でなくてはならない臓器です。

　外科治療の対象となる肝臓がんは、原発性肝がんと転移性肝がんに大きく分けられ、切除によって根治も期待できる場合に、外科治療の対象になります。

肝臓がんの手術

　肝臓は消化管と異なり、肝内に血管や胆管が枝分かれして無数に走行しています。肝切除は細かい血管や脈管を慎重に処理しながら、適切な切離線を見極めて切除していくため手術時間が長くかかり、外科手術の中でも専門性が高く比較的高難度な手術です。

　また肝臓がんの手術は、生きていく上で十分な肝臓の大きさや機能を残せるかといった「残肝予備能」の評価が重要です。残肝予備能が不十分な場合は、技術的には切除可能でも切除を断念する場合もあるのです。

過不足のない肝切除と
肝切除シミュレーション

　肝臓は8つの番地（亜区域）に分けられます（図1）。比較的大きな肝細胞がんに対する肝切除は、腫瘍だけを切除するのではなく、腫瘍が存在している亜区域をすべて切除する「系統的切除」が根治性において優れているとされており、当院でも施行しています。しかし、根治性を高めるために大きく切除すると逆に「残肝予備能」は少なくなるため、根治性と安全性を担保した過不足のない肝切除が求められるのです。

　当院では、術前のCT画像を解析して術前3D肝切除シミュレーションを行っています。患者さんの肝障害度によって切除できる肝臓の容積は大体決まっており、正常な肝臓がどのくらい残るかを測定する

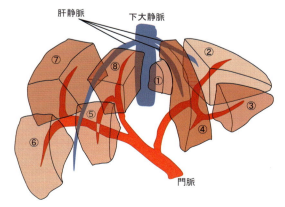

図1　肝臓の亜区域

ことで、「残肝予備能」を測定することが可能です。

「図2」の患者さんは、肝臓の5番地と6番地のちょうど真ん中に3.5cmの肝細胞がんができました（図2a）。そこで、この領域に栄養を送る門脈という血管をそれぞれ根元で切ることにより過不足のない肝切除が可能で、残肝容積は約70％と計算され、十分な「残肝予備能」を温存できることも分かりました（図2b）。

実際の手術でも、5番地と6番地に向かう門脈を結紮（糸などで結ぶこと）することで、切除するべき領域が明瞭に描出され、術前肝切除シミュレーション通りの肝切除術が行われました（図2c、d）。術後も順調に経過し、肝不全を発症することなく術後7日目に退院されました。

小さな創で痛みの少ない腹腔鏡下肝切除術

当院では、比較的小さな肝臓がんに対しては積極的に腹腔鏡手術を行っています。肝臓は大きく、左右の肋骨弓に覆われて存在するため、通常の開腹手術で行う肝切除は、どうしても大きな創になってしまいます。もちろん、がんを治すことが最優先ではありますが、根治性や安全性が同等であれば、創が小さいことで痛みも少なく、早期退院が可能な腹腔鏡手術は、患者さんにとって大きな利点があります。

脂肪肝で経過観察中に、肝臓の表面に1cmの肝臓がんを発見された患者さんの治療を紹介します（図3a）。がんがお腹の壁に近すぎるため、ラジオ波焼灼術（皮膚を通して電極針を膵臓がんの中心に刺入し、ラジオ波という電流を流して針の周囲に熱を発生させ、腫瘍を焼灼壊死させる方法）が難しいと判断されましたが、お腹に4か所の小孔を開けて施行した（図3b）腹腔鏡下肝部分切除術を受け（図3c、d）、術後3日目に元気に退院されました。

肝臓がんの治療も近所の平塚市民病院で

肝臓がんの外科治療は専門性が高く、高難度の手術とされていますが、技術の進歩によって安全が担保され根治性も向上しつつあります。最近は腹腔鏡手術の件数も増加傾向であり、がんセンターや大学病院に勝るとも劣らない良質な肝臓がんに対する外科治療を当院でも行っており、比較的良好な成績が得られています。

また、当院では、肝臓がんに対する外科治療以外にも、消化器内科で施行するラジオ波焼灼術、放射線科で施行する肝動脈化学塞栓療法（TACE：足の付け根の動脈から肝臓がんに栄養を供給する細い肝動脈までカテーテルを進め、そこで抗がん剤や塞栓物質などを注入して血流を遮断し、肝臓がんを壊死させる方法）や放射線治療など、あらゆる分野において肝臓がんに対する最先端の治療が可能です。

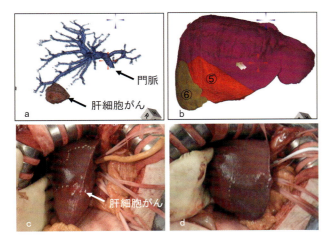

図2
a. 腫瘍と門脈の位置関係
b. 5と6番地を切除した場合のシミュレーション
c. 5番の門脈を縛った後に血流不良域として表出した5番地の範囲
d. 6番の門脈を縛った後に血流不良域として表出した6番地の範囲

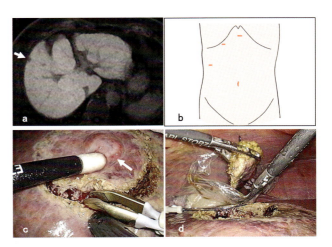

図3
a. MRI検査で肝表に10mmの肝細胞がん（矢印）を診断した
b. 腹腔鏡手術の創
c. 腹腔鏡手術で肝細胞がん（矢印）を切除しているところ
d. がんを含む肝組織を袋の中に収納しているところ

消化器外科　胃腫瘍

胃腫瘍に対する腹腔鏡・内視鏡合同手術について

消化器外科
部長
山本 聖一郎
やまもと　せいいちろう

消化器外科
医長
筒井 麻衣
つつい　まい

胃の腫瘍とは？

　胃にできる腫瘍には、胃がんのほかに、「胃粘膜下腫瘍」があります。胃粘膜下腫瘍は胃の壁の中にできる腫瘍で、悪性のものと良性のものがありますが、2cmを超えるものは悪性の可能性があり、基本的には切除をして、腫瘍の種類を確定することが必要です。

　胃がんでは、胃と、がんが転移する可能性のある周囲のリンパ節を切除する必要がありますが、胃粘膜下腫瘍では、腫瘍のみを切除すれば根治できる場合も少なくありません。一方で、胃は肝臓と違って、切除した後に再生することはありません。広範囲に胃を切ったり、変形をきたしたりすると、消化機能に影響が及びます。そのため、胃の壁を切離する場合には、余分な胃の壁を切ることなく、最小限の切除にとどめることが大切です。

胃粘膜下腫瘍の治療

　胃粘膜下腫瘍のうち、2cmから5cmまでの比較的サイズが小さい腫瘍について、最近新しい手術の方法が開発され、2014年からは保険診療で行えるようになりました。胃の切除範囲を最低限とし、変形を少なくすることができる手術で、「腹腔鏡・内視鏡合同手術」と名前がついています。

　腹腔鏡手術とは、お腹の空間にガスを入れて膨らまし、おへそと数か所の孔から、カメラや器具を入れて行う手術で、傷が小さく、術後の回復が早いと考えられている方法です。腹腔鏡・内視鏡合同手術では、この腹腔鏡と口から挿入する内視鏡（胃カメラ）の両方を用います。

　胃の粘膜下腫瘍は、胃の壁の中にあるので、胃の外側からは場所がはっきり分かりません。従来の手術では、胃の外側から、腫瘍のおおよその位置を確認してから胃の壁を切離していたので、余分な胃の壁まで取れてしまっていました。腹腔鏡・内視鏡合同手術では、まず胃の内側から、内視鏡（胃カメラ）を用いて腫瘍の部位を確認して、胃の壁にマークします。その後、内視鏡の電気メスで胃の壁を切り、その後は腹腔鏡を用いて胃の外側から胃の壁を切離します。腫瘍はくり抜いた胃の壁の中に含まれることになります。胃壁を切除した後は、穴を縫って閉鎖して手術終了となります。

　この方法ですと、腫瘍ぎりぎりで胃の壁を切離でき、胃の変形を少なくできます。結果、術後の障害を抑えることにつながります。

実際の症例

　胃の入り口（噴門）すぐ近くに粘膜下腫瘍ができ

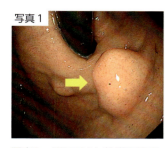

写真1　胃にできた粘膜下腫瘍

た患者さんです。「写真1」は手術前の内視鏡写真です。従来の方法でこの腫瘍を切除しようとすると、切除した後に胃の壁を縫い合わせる際、胃の入り口が狭くなる可能性がありました。腫瘍のサイズは3cm程度でしたので、腹腔鏡・内視鏡合同手術を行いました。

最初に内視鏡で胃の内側から腫瘍の場所をマークして、胃の壁に切り込みを入れました（写真2、3）。その後、腹腔鏡で胃の外側からそのマークに沿って切開を入れて、腫瘍を切除しました（写真4）。胃の壁に開いた穴は、胃の外側から縫っています（写真5）。出来上がりを内視鏡で観察すると、「写真6」のとおり、切除前と比較しても、変形がほとんどあ

りません。切除した標本の割面の写真を見ると、腫瘍ぎりぎりで取り切れていることが分かります（写真7）。

患者さんは手術の次の日から水を飲むことができ、食事指導を受けた後、5日で退院しました。

手術から3か月後に、胃の内側から内視鏡で観察をしましたが、変形なく、きれいに治っています（写真8）。また、術前と術後で胃のバリウムの検査をして胃の輪郭を比べても、ほとんど変形がありません（写真9）。患者さんは通常の食事をされていて、特に症状はありません。

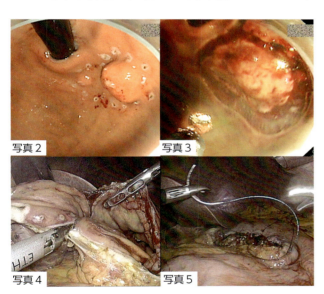

写真2～5　腹腔鏡・内視鏡合同手術の様子

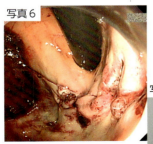

写真6　腫瘍を摘出した後の内視鏡写真

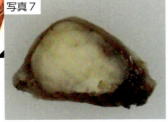

写真7　摘出した検体

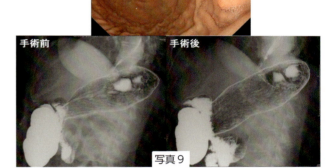

写真8　術後3か月の内視鏡写真
写真9　術前と術後の胃のバリウム造影像

当院での「腹腔鏡・内視鏡合同手術」

腹腔鏡・内視鏡合同手術は、外科医が行う腹腔鏡手術と、内科医が行う内視鏡手術の利点を組み合わせた手術です。

当院では、外科医と内科医が密接に連携をして、診療を行っていますので、胃粘膜下腫瘍と診断された患者さんに対しては、積極的にこの手術を行っています。もともとの持病や、腫瘍の様子によっては、この手術ができない場合もありますが、胃粘膜下腫瘍と診断された際には、一度ご相談いただければと思います。

心臓血管外科　狭心症・心筋梗塞

最高水準の心拍動下冠動脈バイパス手術
——心臓を止めずに治せる！

心臓血管外科
部長
井上　仁人
いのうえ　よしと

狭心症・心筋梗塞とは？

心臓は、人を車に例えれば、エンジンに相当します。エンジンが動くためにはガソリンが必要です。人間では、血液がガソリンに相当します。そのガソリンを流すパイプが詰まると、エンジンストップを起こします。

人間では、ガソリンが流れるパイプに相当するのが、冠状動脈（図1）という心臓の表面にある直径1.5mm程の血管です。この血管が動脈硬化（図2）

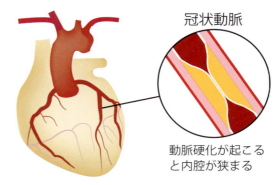

図1　心臓の表面にある冠状動脈

で狭くなり、心臓に流れる血液が足りなくなる病気を、狭心症といいます。
きょうしんしょう

さらに、この冠状動脈が詰まると、その部分の心臓の動きが止まってしまいます。この病気を心筋梗塞といいます。心筋梗塞は3人に1人が命を落とす致命的な病気です。
しんきんこうそく

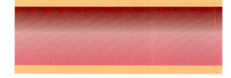
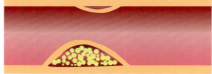
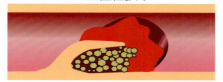
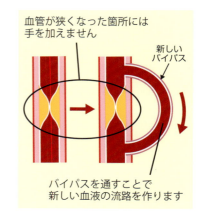

図3　バイパス手術

図2　動脈硬化と心筋梗塞の仕組み
a　　冠状動脈の正常な状態です
b,c　冠状動脈に動脈硬化が起こり、血管が細くなることで心臓に流れる血液が不足した状態です（狭心症）
d　　冠状動脈を血栓が塞ぎ、血管が詰まった状態です。この状態になると、心臓の筋肉が動かなくなり致命的です（心筋梗塞）

科別レクチャー
平塚市民病院 ── 市民のニーズに応える最新治療

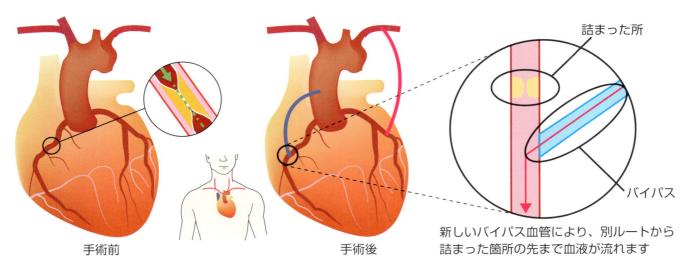

図4　冠動脈バイパス手術（術前・術後）

治療法とは？

狭心症と心筋梗塞の治療には、2つの方法があります。心臓カテーテル治療と冠動脈バイパス手術です。心臓カテーテル治療は、体の負担が少ないのが利点ですが、治療できる病変に限界があります。一方、体に負担はかかりますが、冠動脈バイパス手術は、どのような病変も治療することができます。バイパス手術とは、動脈硬化で狭くなったところは何もせず、患者さんの体のほかの血管を移植して、病気の血管部分を迂回するように血液を流すための手術です（図3）。

国内の多くの施設では、人工心肺という機械を患者さんにつけて、心臓を一時的に止めてからバイパス手術をするのが一般的です。しかし、患者さんによっては、心臓を止めることにより、体に負担がかかる可能性があります。特に、脳梗塞、腎不全などのリスクのある患者さんは、手術の負担を軽くする方法が必要です。

当院では、そういった患者さんの負担を減らすために、心臓を止めずに（心拍動下）、人工心肺も使うことなく、高度な技術により心拍動下に冠動脈のバイパス手術を積極的に実施しています。安全で体にやさしい手術を、国内トップレベルの良好な成績で手術を行っています（図4）。当院で2010～2017年に、待機的に（全身状態を十分に検査し、治療に適したタイミングで手術を行う）心拍動下バイパス手術を受けた患者さんは170人ですが、入院死亡は術後肺炎で亡くなった1人（0.6％）のみでした（国内全体では入院死亡率は1～2％です）。

狭心症の患者さんは、手術後順調に回復すれば、元通りに元気な社会生活を送ることができます。

冠動脈のバイパス手術の利点

この手術には、次のような利点があります。

心臓を止めず、人工心肺を使わないことが有利な点
- 脳梗塞の危険性が少ない
- 心臓への負担が少ない
- 人工心肺にかける時間がないため、手術が短時間
- 腎不全のリスクを減らすことが可能
- バイパスの血流評価が、血管をつないですぐに可能
- 患者さんの回復が早い
- 退院した後は通常通りの社会復帰が可能
- 術後、手術や歯科治療が必要になった際は抗凝固薬の中止も可能

最新情報と動画は、当院のHPをご覧ください。

心臓血管外科　大動脈弁狭窄症

自己心膜を用いた大動脈弁形成術——人工物を使わず、自分の体のものだけで大動脈弁を治せる

心臓血管外科
部長
井上 仁人
（いのうえ よしと）

人工弁治療の問題点

　大動脈弁の病気に対して、多くの施設では人工弁による治療しか選択肢がありません。特に、大動脈弁が狭くなる病気（大動脈弁狭窄症）では、人工弁を入れるのが唯一の治療です。しかし、金属で作られた機械弁では、血を固まりにくくする薬を毎日飲む必要があり、食物の制限があります。また、人工弁は、人によって、アレルギー、感染、体格に見合った弁が入らないなどの問題点もあります。

自己心膜弁を用いた新しい手術

　当院では、人工弁などの異物を使わない手術を積極的に行っています。東邦大学医療センター大橋病院心臓血管外科の尾崎重之教授が開発し、現在海外の有名施設でも行われ、世界的に高い評価を得ている新しい手術です。自己心膜（ご自身の心臓を包んでいる心膜）を用いて、大動脈弁を再建します（図1）。人工弁などの異物は入れません。
　手術の方法は次のようなイメージです（図2）。

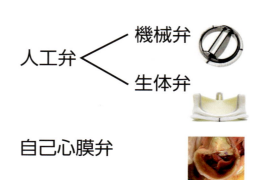

図1　人工弁と自己心膜弁

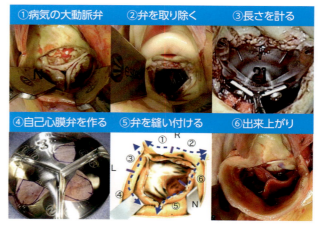

図2　自己心膜弁を用いた手術の方法

科別レクチャー
平塚市民病院 ── 市民のニーズに応える最新治療

抗凝固治療の必要な人工弁（機械弁）を使わなければ、日常生活でこのような心配をしなくてすみます

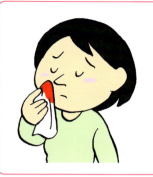
鼻や歯ぐきなどから出血が続く

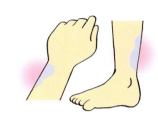
あざ（内出血）ができた

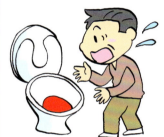
血尿や血便（赤色・黒色便）が出た

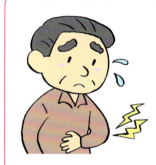
胸焼け・はきけ・むかつき

人工弁を使わない利点

この手術には以下のような利点があります（図3）。

〈人工弁を使わないことが有利な点〉
- 薬が必要ない
- 心臓の病気を気にせず、歯医者にかかれる
- 食べ物の制限を気にしなくてすむ
- アレルギーの心配がない
- 人工物の感染の心配がない
- 生来の弁の広さが再現できる
- 人工弁の金属の枠がないため、自然な弁の動きを保てる
- 心臓の出口（弁輪）の小さい人でも可能
- 妊活できる
- 人工弁の費用がかからない（人工弁1個は70〜100万円）
- 胃カメラや大腸カメラで、心臓の手術を受けてない人と同じように、日帰りでポリープの内視鏡手術が受けられる

現在、開始から10年を経て良好な成績が報告されています。血液透析や小児の患者さんに対しても、quality of life (QOL：生活の質) の高い手術として評価されています。

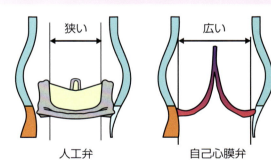
図3　自己心膜弁の大動脈弁再建手術のメリット

最新情報と動画は、当院のHPをご覧ください。

脳神経外科 くも膜下出血

くも膜下出血からの回復に向けてともに闘う

脳神経外科
部長
中村 明義
なかむら あきよし

闘いの開始

「ザーの患者さんがいて、これからシーティーアンギオをとるところです。お願いします」

救命救急センターからの連絡を受けて、脳神経外科医と患者さんの社会復帰へ向けた闘いが始まります。当科では365日24時間オンコール体制で、真夜中であっても、呼び出しがあれば迅速に病院に駆けつけます。ここで「ザー」とは、くも膜下出血の英語表記 Subarachnoid Hemorrhage の略語 SAH からきています。また、「シーティーアンギオ」とは、当院の最新の320列CT装置を用いた脳血管造影検査のことです。CTA（シーティーエー）と略されることもあります。

検査の結果、くも膜下出血の原因病巣が脳動脈瘤（のうどうみゃくりゅう）と判明した段階で、手術室に一報を入れます。当院では緊急手術に備えて、麻酔科や看護師とともに、いつでも全身麻酔手術が可能な体制を整えています。当科では、全手術の約70％が緊急手術となっています。緊急手術が決まると、脳神経外科医は一気にテンションが高まり、冷静な頭脳と熱い情熱で手術室に向かうのです。

脳動脈瘤の治療と全身管理

脳動脈瘤は発生する場所や形がさまざまです。くも膜下出血では、破裂した動脈瘤が一時的に止血されている状態で救急搬送されてくる場合がほとんどですが、再破裂すると生命にかかわることが多いため、再破裂予防の手術を施行します。

手術には、開頭手術によるクリッピング手術と、血管内手術によるコイル塞栓術（そくせんじゅつ）があります。クリッピング手術は、チタン製クリップを用いて、動脈瘤の根元を直接はさんで処理する手術です（写真1）。コイル塞栓術は、カテーテルにより血管の中から動脈瘤に至り、主にプラチナ製のコイルを瘤内に充填する手術です（写真2）。どちらの手術を選択する

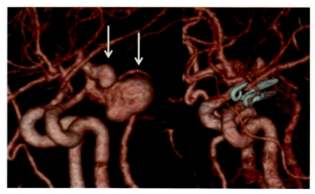

写真1　2個の内頸動脈瘤（矢印）に対し、クリッピング術を施行（左は術前、右は術後CTA）

科別レクチャー
平塚市民病院 ── 市民のニーズに応える最新治療

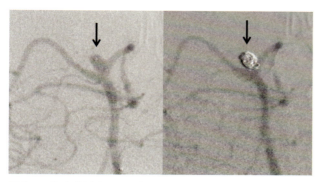

写真2　脳底動脈瘤コイル塞栓術を施行
（左は術前、右は術後脳血管造影）

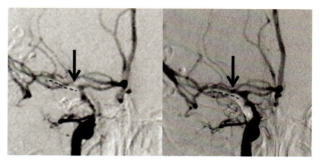

写真4　脳血管攣縮（矢印）に対し、血管拡張術を施行
（左は術前、右は術後脳血管造影）

かは、動脈瘤の場所や形により有利不利があり、総合的に検討して決めていきます。

2016年度は26件のくも膜下出血の入院がありました。当科で手術した動脈瘤について、いくつか説明します。

「写真1」は内頸動脈の動脈瘤で、2個の動脈瘤が近接して存在しており、大きい方の動脈瘤の破裂と思われました。1回の手術で2個ともクリップをかけています。「写真3」は中大脳動脈の3cm程度の巨大動脈瘤（一部血栓化）の破裂でしたが、動脈瘤を大部分切除し、クリップをかけてきました。「写真2」は脳底動脈の動脈瘤ですが、場所が深部にあり開頭手術は難易度が高くなるため、血管内手術でコイル塞栓しました。

くも膜下出血の治療は、動脈瘤手術がすべてではありません。周囲の血をかぶった血管が後になってから細くなる合併症（脳血管攣縮といいます）があり、細くなった血管の先の脳に血液が流れにくくなるために、脳梗塞を発生することがあります。2週間程度その危険が続くため、脳血管攣縮との闘いが続きます。

発生予防のための点滴、投薬、血圧の維持、輸液量と尿量の調節、肺炎などの合併症の管理など、内科的な治療を継続します。それでも脳血管攣縮が進行した場合には、緊急カテーテル検査に続き、必要があれば、細くなった血管を風船（バルン）で広げたり、血管を広げる薬剤を局所的に投与したりして、血管を太くする血管内手術を行います。「写真4」の症例では、高度の脳血管攣縮に対し、風船による拡張と薬剤により、血管を広げることができました。

社会復帰へ向けて

社会復帰に向けて、早期からのリハビリテーションを開始します。ベッド上でのリハビリから歩行訓練、手の細かい動きの訓練、嚥下訓練、認知障害の評価など、あらゆる角度からリハビリテーションを進めています。落ち着いた段階で、必要があればリハビリ専門病院への転院を、メディカルソーシャルワーカー（MSW）と相談、検討していきます。

このように、治療の主役である患者さんとともに、ほかのスタッフと連携しながら、より良い状態で社会復帰できるよう、昼夜問わず闘っています。

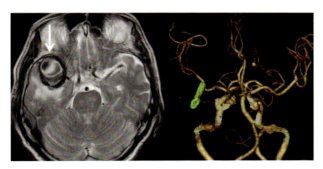

写真3　巨大動脈瘤に対し、動脈瘤切除とクリッピング術を施行
（左は術前MRI、右は術後CTA）

乳腺外科　**乳がん**

ちょっと待った！ そのリンパ節は取る必要がある？ 不必要なリンパ節切除をしない体にやさしい乳がん手術

乳腺外科
部長
米山 公康（よねやま きみやす）

乳がんの手術治療

乳がんの治療には薬物療法、放射線療法、手術療法などがありますが、最も基本の治療は手術療法です。乳がんの手術は、乳房の病巣（原発巣といいます）に対する手術と、脇（腋窩といいます）のリンパ節に対する手術で構成されています。

リンパ節の手術は、昔から腋窩リンパ節郭清といって、リンパ節をすべて切除することが行われてきました。ですが、このリンパ節郭清を行うと術後に、①運動機能障害、②知覚障害、③リンパ浮腫などの後遺症を生じる可能性が高くなります（表1）。この後遺症をできる限り避けるために現在行われているのが、センチネルリンパ節生検という手術方法です。ただ、このセンチネルリンパ節生検は、手術前のさまざまな画像検査で腋窩リンパ節の腫れがないと診断されている患者さんが対象となります。明らかにリンパ節に転移がある患者さんは、従来通りに腋窩リンパ節郭清を行うことになります。

当院の過去のセンチネルリンパ節生検施行率は、年度により若干異なりますが、おおむね70～80％です。

センチネルリンパ節生検

センチネルリンパ節とは、乳がんが最初に転移する腋窩のリンパ節のことをいいます（図）。乳房にできた乳がんが、初めにセンチネルリンパ節に転移して、そこからさらに周囲のリンパ節に転移すると考えられています。

そこで手術時にこのセンチネルリンパ節を探し出して、リンパ節の中にがん細胞がいるかどうかを顕微鏡（病理検査）で調べます。もしセンチネルリンパ節にがん細胞がいなければ、その周りのリンパ節にもがん細胞はいませんから、それ以上のリンパ

①	運動機能障害：肩関節拘縮や腋窩の瘢痕による上肢の挙上障害。
②	知覚障害：感覚神経の切断、損傷により、痛み、切除部位の皮膚知覚低下が腋窩から上腕内側に及ぶ。
③	上肢のむくみ（リンパ浮腫）：上肢のリンパ液の流れが悪くなることにより起こる。
④	手術時間が長くなり、出血量も増える。入院期間も長くなる。

表1　腋窩リンパ節郭清の不利益（合併症・後遺症）

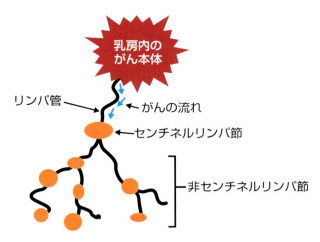

図　がんからセンチネルリンパ節への転移

節を切除しなくてすむわけです。

このセンチネルリンパ節生検により70〜80％の患者さんが腋窩郭清をせずにすむようになりましたが、残りのおよそ20〜30％の患者さんでは転移が見つかり、引き続いて残りのリンパ節を切除する手術が行われてきました。

さらなる縮小を目指して

現在ではこのセンチネルリンパ節生検が盛んに行われるようになり、さらに新しい知見が加えられるようになってきました。最新の臨床試験によって、ある条件を満たした患者さんは、たとえセンチネルリンパ節に転移が見つかっても、そのほかのリンパ節を取らなくてよいと考えられるようになってきました（表2）。

実際にセンチネルリンパ節に転移が見つかった患者さんに対して、追加でリンパ節を切除しても、残りのリンパ節には転移がないことが多くあります。当院で手術を行った半数以上の患者さんは、センチネルリンパ節以外に転移はありませんでした。センチネルリンパ節以外に転移がなかった患者さんにとって、リンパ節郭清は必要なかった手術となります。では、転移がある場合はどうなのでしょうか？

臨床試験の結果により、仮に残りのリンパ節に小さながんの転移があったとしても（体の中に残っているとしても）、術後に放射線治療や薬物療法（抗がん剤、ホルモン剤など）を行うことにより再発を抑えられると考えられています。そのため当院では、この条件を満たした患者さんには術前によく説明し、患者さんの同意が得られれば、センチネルリンパ節に転移が見つかってもそれ以上のリンパ節切除はしないようにしています。不必要なリンパ節切除をしないで合併症や後遺症を減らす、体にやさしい乳がん手術を目指すのが当院の治療方針です。

今後はさらに一歩進んで、リンパ節を切除しなくてすむ患者さんの条件を広げることができるかを調べるために、ほかの医療機関と協力して臨床試験を行う予定です。

①	センチネルリンパ節の転移が微小転移（2mm以下）の場合。
②	センチネルリンパ節の転移がマクロ転移（2mmよりも大きい）でも、 ・術前薬物療法を行っていない。 ・乳房温存術もしくは乳房切除術を行う。 ・腫瘍の大きさが5cm以下で皮膚への浸潤がない。 ・センチネルリンパ節への転移が2個以下。 ・術後乳房および領域リンパ節への放射線照射が可能である。 ・術後薬物療法を行うことができる。

表2　センチネルリンパ節以外のリンパ節を取らなくてもよい条件

整形外科 **変形性膝関節症**

膝の痛みと人工関節手術

整形外科
部長
内田 尚哉(うちだ ひさや)

変形性膝関節症とは？

　関節そのものが原因で関節痛をきたす代表的な病気です。風邪などのようにいずれ治るというものではなく、加齢・老化と並行して進行してしまいます。関節全体が一様に老化するわけではなく、"関節軟骨"という部分が擦り減ってくるのが始まりで、続いて骨や関節包などの周辺部位に変化が生じます。

　基本的には老化が原因ですから、白髪が増えるのと同じで、関節軟骨そのものを回復させることはできません。悪くなっていくスピードをできるだけ遅くすることと、痛みを「すべてなくす」のではなく「少ない状態で維持」すること、これらが治療の基本です。

　薬としては、鎮痛剤の内服・湿布・塗り薬、関節内にヒアルロン酸やステロイドを注射する、装具を用いる、運動や温熱療法で循環を良くしたり、筋力訓練で脚全体の能力を高めることなどがあります。

人工膝関節の手術は怖くないの？

　前述のような治療を行っても、変形性膝関節症(へんけいせいしつかんせつしょう)は徐々に進行してしまいます。通常は年を経るとともに痛みは増悪し、いずれは治療の限界に達してしまいます。

　では、痛みをなくすことはできないのでしょうか。自分の膝(ひざ)を残したままでの治療には限界がありますが、壁をひとつ破って手術を受けるという勇気を持っていただければ、劇的に痛みを少なくすることができます。

　手術と聞いて臆する気持ちはよく分かります。しかし、人工膝関節置換術(じんこうひざかんせつちかんじゅつ)は国内で年間8万以上の膝に施行されており、どこの病院でも行われている標準的な治療法です。確かに、ある程度の負担は生じますが、痛みや入院期間などの負担は医療の進歩とともに少なくなっています。

　一方で、私たち医療者側にはより高度な技術と工夫が求められますが、当科の人工膝関節の治療においては、その技術の提供に人一倍努力を割いていると自負しています。必要以上に臆病になることはありません。

手術の実際は？
当院での治療の工夫は？

　膝の人工関節において、もとの膝と同じ形状を再現するのが理想ですが、諸々の制約があって、これを達成できている機種は今のところありません。

　しかし当科では、膝の形状を限りなく再現した機種を使用しています。少々難しい話になりますが、大腿骨内顆(だいたいこつないか)と外顆(がいか)で非対称な形状にし、さらにそれぞれの関節面の高さも異なるようにしています（写真1）。一見不自然な気もしますが、それが膝本来

科別レクチャー
平塚市民病院 ── 市民のニーズに応える最新治療

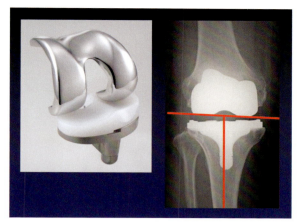

写真1　左：当院が採用している人工関節のインプラント
右：人工関節術後のＸ線。膝本来の形と同じく、関節面はわずかに傾いています

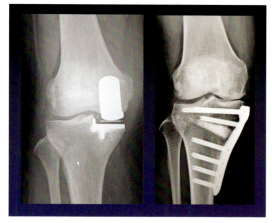

写真2　左：単顆置換術　右：高位脛骨骨切り術

の形なのです。

　また、後十字靱帯は切離する方法と残す方法とがあります。前者ではシンプルな手術が可能になりますが、その分だけ使用する人工関節は複雑になって、器械に頼ることになります。手術はやや複雑になりますが、当科では、ほぼ一貫して後十字靱帯を残す方法をとっています。

　進入法では、大腿四頭筋の一部（内側広筋）を膝蓋骨から切離する方法が一般的ですが、当科では大腿四頭筋を完全に温存する方法（subvastus アプローチ）をとっています。筋肉を切らないことで術後の大腿四頭筋力の低下を予防し、また膝蓋骨の偏りを防げます（図）。

　リハビリも重要です。術前には、全身の評価をしておき、また術後のリハビリ方法に慣れておいてもらうことで、術後早期から有効なリハビリができるようにします。開始は早いに越したことはなく、手術当日からベッドの上でできることを始めます。その結果、入院期間は2〜3週間が標準で、転院することなく、当院だけで治療が完了するよう心がけています。

　左右とも同程度に進行している場合には、1日で左右両側の手術も行っています。片側ずつ手術をすることもできますが、片側のみ終えて次の手術を待つ数か月の間、手術で良くなった膝よりもまだ手術をしていない悪い膝のせいで、「半分」も良くなっていない感じがすることが少なくありません。そして治療がすべて終了するまでに、当然2回分の負担を患者さんに強いることになります。入院期間は片側の場合とほぼ同じで、患者さんの負担は片側1回分とほとんど変わりません。

　そのほかの選択肢としては、負担の少ない単顆置換術や、骨切り術などの選択肢もあります（写真2）。病態や年齢を考慮して、最適な治療法を行います。

　「写真3」は1例として、1日に左右両側の人工関節手術を施行した患者さんです。術後3週間で、杖なしで退院されました。一般に、人工膝関節で得られる屈曲角度は平均で120度程度ですが、この方は既に140度を獲得しました。

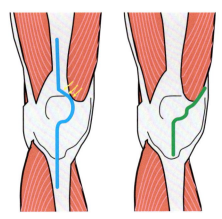

図　左：通常の進入法。一部の筋肉を切離します
　　右：subvastus アプローチ。筋肉はすべて温存します

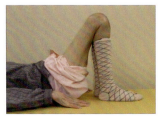 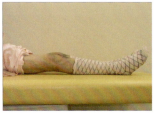

写真3　人工関節術後3週。屈曲140度（左写真）、伸展0度（右写真）

整形外科 大腿骨近位部骨折

大腿骨近位部骨折と地域連携パス

整形外科
部長
内田 尚哉
うちだ ひさや

地域医療支援部
病診連携室
白子 嘉威
しらこ よしたけ

地域医療支援部
病診連携室
相原 友恵
あいはら ともえ

大腿骨近位部骨折とは？

　運動器の病気やけがは、手術などの治療のほかに、患者さん本人が主体となって行うリハビリが欠かせません。大腿骨近位部骨折は脚のけがですので、歩けない状態になります。手術自体はそれほど難しいものではなく、翌日からでも歩いて問題ない強度は得られます。しかし、高齢者に特有という特徴から、受傷してから手術が終わって動けるようになるまでのたった数日の間に、骨折以外の体のあらゆるところが急激に衰えてしまいます。最終的にちゃんと歩けるようになるかどうかは、このリハビリにかかっていると言っても過言ではありません。

　リハビリに関しては、当院のような総合病院よりも、充実したリハビリができるリハビリ専門病院（回復期病院）に転院して行うのが望ましいです。

パスとは？必要なものなの？

　パスとは、スケジュール表のようなものです。以前は、「我々の身体には個人差があり、それぞれに合わせた治療が必要」と考えられていました。しかし、病気によっては治療のうちで共通化できる部分が多くあり、またそれを早く行うべきであることが分かってきました。パスでは、発症（入院）したその日に、退院する日までの予定が決められています。これに従って治療を行い、日々の結果を残していくことで、最終的にベストな成果を挙げられることになるのです。

平塚市周辺地域の大腿骨近位部骨折"地域連携パス"

　地域連携パスではない通常のパスは、病院ごとにそれぞれの実情に合わせて作成され、それぞれの病院で運用して完結するものです。それぞれの病院で違うものになり、また通常は転院先のことは含まれていません。各医療機関はそれぞれのパスでベストな治療をしますが、その前後に治療をする医療機関の都合はあまり考慮されていないのが現状です。

　一方、地域連携パスでは、初期治療をする病院（急性期病院）、リハビリをする回復期病院、さらには退院後のかかりつけ医を、お互いの立場の都合を考慮して結びつけるという工夫を加えます。各医療機関のベストな治療ではなく、患者さんにとってのベストな治療に近づくわけです。

　大腿骨近位部骨折の例で言うと、急性期病院では術後の経過が十分に安定してから転院させたいという「親心」が働きますが、むしろその経過観察を回復期病院にお任せすることで、より充実したリハビリをより早く行えるようになります。万が一、転院後に経過が思わしくなければ、急性期病院がいつ

科別レクチャー
平塚市民病院 ── 市民のニーズに応える最新治療

でも対応するという態勢をとります。

すべての患者さんに一律でパスを適用するわけではありません。急性期病院からそのまま自宅へ退院する患者さんもたくさんいます。連携先へ転院する患者さんも、原則として自宅へ退院する予定の方が対象となります。家族と同居していれば、自宅に戻ってからも家族に頼れるので、回復途上の状態でも当院からそのまま退院して大丈夫です。退院してからさらに回復し、いずれ自立できるようになるでしょう。しかし、独居となると最初から自立する必要がありますので、回復期病院へ転院して、充実したリハビリを行うのが望ましいでしょう。そのほか、患者さんの背景や希望も考慮した上で適用を決定します。

平塚市周辺地域の大腿骨近位部骨折地域連携パスは、当院が急性期病院として主導して運用しています。範囲は平塚市、茅ヶ崎市、秦野市、伊勢原市、厚木市、海老名市にわたります。急性期病院として当院を含む2病院、回復期病院として10病院、ほかに4施設で成り立ちます。これらの医療機関で、年3回の合同会議を開催して情報共有や症例検討をし、必要に応じてパスの改良を図ります。パスは紹介状の役割を兼ねます。各段階の医療機関が共有し、1つのパスに看護記録やリハビリ記録などの必要な情報を追加記入し、次の医療機関へ引き渡していきます。

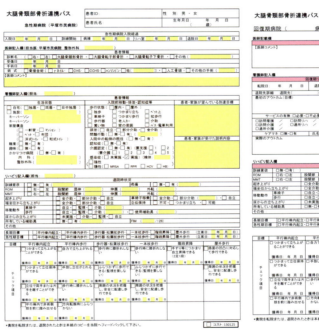
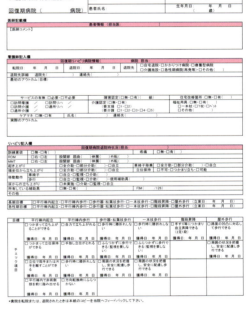

図　大腿骨近位部骨折地域連携パスのシート（上：患者用と、下：医療者用）

当院の実績（2016年度）としては、大腿骨近位部骨折の患者数は195人、うち連携先の回復期病院へ転院した患者数は70人（36％）に上ります。平均して術後23日で転院しています。そのほかは、当院のリハビリで十分な機能回復が得られて自宅へ退院したり、元の施設で受け入れが可能な状態まで回復して退院されたりしています。

形成外科　**形成外科全般**

形成外科？
それって整形外科と何が違うの？

形成外科
医師
鈴木 彩馨(すずき あやか)

形成外科の幅広い分野

　必ずと言っていいほど、間違えられるのが形成外科と整形外科です。それというのも、一般的な"美容整形"で行われている内容が、形成外科が行っている内容と近いため、勘違いしやすいのが原因だと考えられます。

　形成外科が、主に体の表面の形を扱うのに対し、整形外科は、運動機能に深く関係する部分を扱います。簡単に言ってしまえば、体の皮膚表面と顔を治療するのが形成外科で、骨や筋肉や腱など運動機能にかかわる部分を治療するのが整形外科です。とはいえ、手足の先天的な形の異常やけがを扱うという点では一部整形外科とかぶっているところもあります。

　また、他の外科が体の特定の内部のことを得意とするのに対し、形成外科は体全体の表面的なことを得意とするため、他のさまざまな科と一緒に合同で手術に入ったりお手伝いをしたりすることが多く、その範囲は多岐にわたるので、何をしているのか具体的に理解しにくいのも事実です。

　それでは体の表面を扱う形成外科とは、どういう科なのでしょうか。形成外科の担当する分野は非常に幅広いです。

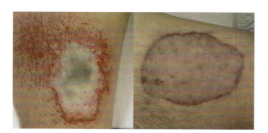
写真1　やけど部分に対する植皮術

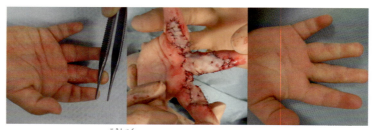
写真2　やけどによる拘縮(こうしゅく)に対する拘縮解除術＋植皮術

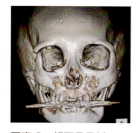
写真3　顔面骨骨折

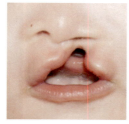
写真4　口唇裂

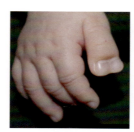
写真5　多指症(たしし)

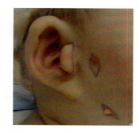
写真6　副耳・先天奇形

科別レクチャー
平塚市民病院 ── 市民のニーズに応える最新治療

簡単に言うと、
① やけどおよびそれに関連する治療（写真1、2）
② 顔の骨折および顔の傷（写真3）
③ 唇や口（唇裂・口蓋裂）、頭・手・足・耳・臍といった全身の形の先天異常（写真4、5、6）
④ できものの切除（ほくろや血管腫などの良性のものから、皮膚のがん）とそれに関連する再建（写真7）
⑤ 床ずれや治りにくい傷跡・潰瘍の治療（写真8）
⑥ 目立ったり盛り上がったりしている傷跡の治療（傷がかゆい・痛い）（写真9）
⑦ まぶたの下がり・重み（眼瞼下垂）、さかさまつげ（睫毛内反）の治療（写真10、11）
⑧ リンパ浮腫（写真12）
⑨ 巻き爪（写真13）
⑩ そのほか、当院では行っていないが、美容外科的なこと

以上が形成外科で行っている主な内容です。そのほかにも扱っている疾患はたくさんあり、形成外科が何をやっているのか実際ピンとこないとは思います。また施設によっても、前述の内容を幅広く行っている施設とそうでない施設があります。子どもの治療をメインで行っている病院と、大人の治療が得意な病院、がんの切除とその再建が得意な病院や、けがが得意な病院──など施設による差がどうしてもあります。

当院の形成外科治療

当院では、特に治療内容を限定せず、地域に根差した形成外科となれるよう幅広い内容で治療を行っています。何か聞きたいことや相談してみたいことがあれば、ぜひ当院の形成外科を受診してみてください。その上で、患者さんに最も適した治療法を提案するとともに、より良い治療ができる病院があれば紹介したいと思っています。

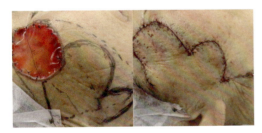

写真7　悪性腫瘍の切除と再建

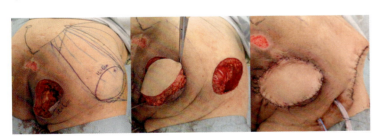

写真8　床ずれの筋皮弁形成による手術

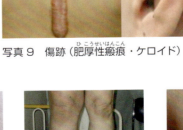

写真9　傷跡（肥厚性瘢痕・ケロイド）

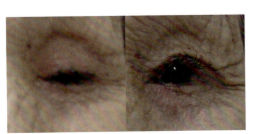

写真10　眼瞼下垂（手術前後）

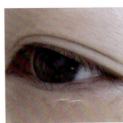

写真11　さかさまつげ

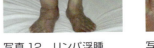

写真12　リンパ浮腫

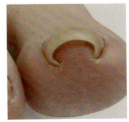

写真13　巻き爪

| 皮膚科 | **皮膚がん** |

そのできもの、どう治す？

皮膚科
医長
藤尾 由美
（ふじお ゆみ）

皮膚がんのいろいろ

　高齢化社会になり、高齢者の皮膚がんの罹患率は、ここ20年で倍近く増加しています。
　皮膚の3大主要がんは、「悪性黒色腫」「有棘細胞がん」「基底細胞がん」です。皮膚がんというと黒いものの印象が強いですが、赤いものや茶色いもの、また、一見湿疹に見えるものなどもあります。また、予後もさまざまです。
　黒いものの代表としては、メラノーマ（悪性黒色腫、写真1）や基底細胞がん（写真2）があります。メラノーマは、進行すると多臓器に転移することもあります。一方、基底細胞がんは、転移することはほぼなく、予後は良好で、再発する場合も局所に再発します。
　赤いものでは、陰部に生じる湿疹と間違えやすい乳房外パジェット病や、高齢者の体幹に生じるボーエン病などもあります（写真3）。陰部に生じるものは、インキンタムシや、おむつかぶれなどの湿疹と間違われることがあり、またかゆみなどの症状がないことや、見せるのが恥ずかしいということでなかなか受診されず、進行していることも少なくありません。
　また、赤い皮膚病変として多いものの1つに、「日光角化症」という、顔や腕などの日焼けしたところに生じる、カサカサして赤い皮疹の前がん病変があります。これは放っておくと有棘細胞がんとい

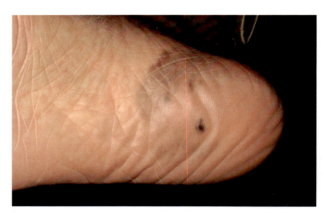

写真1　悪性黒色腫

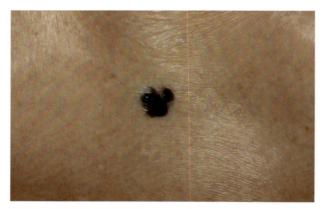

写真2　基底細胞がん

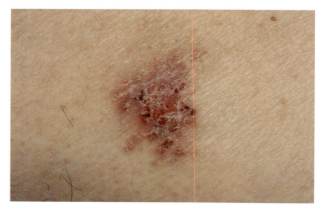

写真3　ボーエン病

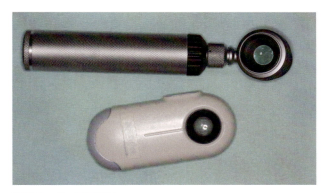

写真4　ダーモスコピー

うがんになるため、早期の診断治療が有用です。

どうやって診断しますか？

臨床的に典型であれば、ある程度診断はつきますが、メラノーマや基底細胞がんの区別や、色のついた病変では、「ダーモスコピー」という拡大鏡（写真4）を使って診断します。これは外来で簡単に確認することができます。

最終的には皮膚の組織をとって確定診断となりますが、がんの種類によって取るべき範囲が異なるため、大きい病変では、まず一部を取る検査（生検）を行い、正確に診断してから手術で切除する範囲を決めています。

他臓器への転移の有無は、CTや超音波の画像によります。リンパ節に転移する可能性のあるがんで、画像上は腫れていないものでは、見張りリンパ節といわれるセンチネルリンパ節の生検を行うこともあります。

どんな治療法がありますか？

皮膚がんの基本的治療は、病変とその周囲の皮膚の十分な切除になります。腫瘍によっては、皮膚がんの周囲の組織を2mmから2cm程度離して切除することが必要となります。

腫瘍が大きくなると皮膚の欠損が大きくなり、単純に縫い閉じることができなくなることもあります。その場合は植皮（体の他のところから皮膚を切り取って、欠損部に縫い付ける方法）をしたり、場合によっては、そのまま傷の状態として塗り薬のみで治療したりすることもあります。

部位や年齢、体力などを考え、切除術を行うことが困難と考えられる場合には、切除しない方法で治療します。大きい結節状のものや、表面から血が出たり浸出液が多かったりする場合には、「モーズペースト」と言って腫瘍部を固める方法、または、ほかの外用剤で悪臭を抑えることもしています。

そのほかには、腫瘍により異なりますが、放射線治療、抗がん剤、最近では免疫療法と言われる方法も行うことがあります。特にメラノーマでは、進行期に有効とされる抗がん剤がないとされていましたが、ここ数年で複数の新たな治療が開発されました。当院でも、そのうちの1つである、ニボルマブとイピリムマブという薬の投与ができるようになりました。

がんは高齢者で出現することが多く、手術をすることでADL（activities of daily living：日常生活動作）が低下することや、入院により認知症が始まることが懸念されます。当院では、入院期間を短縮できるように、また、入院中も安静期間を極力短くするための工夫を行っています。高齢の方でも、塗り薬でなかなか治らないものや、徐々に増大する皮疹がありましたら、かかりつけ医と相談の上、当院での受診を検討いただければ幸いです。

皮膚科 光線療法

「光線療法」って何？どんな皮膚病に効くの？

皮膚科
医師
木花 いづみ
このはな

光線療法の概要

　一般に皮膚科の治療というと、べたべたした軟膏を塗って、かゆみ止めを飲む治療を想像すると思いますが、そのほかの皮膚科の治療法の代表的なものに、光線療法があります。

　この治療は、紫外線照射装置を使って、全身あるいは症状のあるところに繰り返し少しずつ紫外線を当てていき、紫外線のエネルギーで、炎症を起こしている細胞を減らしたり、異常な免疫反応を抑えたりすることで、効果を発揮します。

　最近は、紫外線の中のUVB、さらにその中でも、皮膚疾患に一番効果のある波長のみを選択的に照射できる、ナローバンドUVBの照射装置による治療が注目されています。

どんな皮膚病に光線療法は効果を発揮するのか

　尋常性乾癬（全身にかさぶたの厚くはった赤い斑ができる病気）、掌蹠膿疱症（手のひら、足の裏に黄色い膿をもったぶつぶつや皮むけを繰り返す病気、写真1）、アトピー性皮膚炎、尋常性白斑（しろなまず、写真2）などの皮膚疾患で、塗り薬、飲み薬で治りにくいときに、ほかの治療と平行して治療を行います。

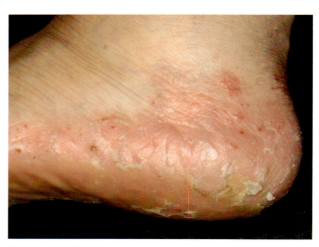

写真1　掌蹠膿疱症

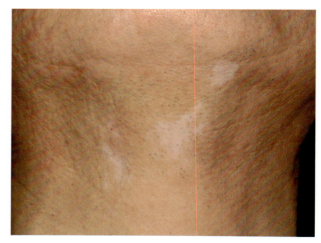

写真2　尋常性白斑

実際にどのように治療するのか、痛みなどないのか、副作用は？

　機械の種類により、照射方法は少し異なります。

　広い範囲に紫外線を当てる場合は、ベッドに寝ていただき、数分間照射します。部分的に当てる場合は、小型の機械を使用するため、座ったまま患部に機械を当てます。照射時間も、短い場合は1分以内です。痛みは全くありません。

　副作用として、日焼けをしすぎたような状態になることが稀にありますが、日焼けをしやすい方には、事前に光線テストを行ったり、少なめの光線量を当てたりすることで、ほとんど避けられます。

当院での光線療法について

　当院では、尋常性乾癬やアトピー性皮膚炎など、広い範囲の照射を必要とする場合に使用するデルマレイ-200（写真3）、掌蹠膿疱症など、手のひらや足の裏などに照射するターゲット型エキシマライトのセラビウム（写真4）、尋常性白斑など、狭い範囲や大きい機械だと照射しにくい部位に使用する小型のターナブ（写真5）の3種類の紫外線照射装置をそろえており、疾患によって使い分けたり、併用したりしています。

　紫外線治療は、1回の治療で効果が出るものではなく、週1〜2回のペースで、疾患によっては数十回以上の照射が必要になります。そのため当科では、患者さんになるべく治療を受けていただきやすくするために、月〜金曜の午後、処置室2部屋を利用して、希望する曜日・時間に予約制で光線治療を行っています。

　平塚市内で光線療法を行っている医療機関は少なく、もしこの治療を試してみたいと考える方は、現在通院されている主治医とご相談の上で、ぜひ受診してください。

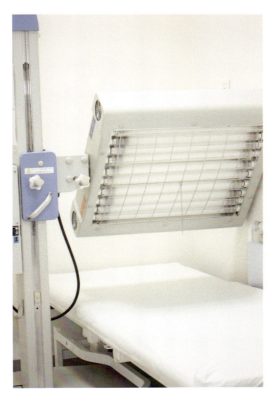

写真3　デルマレイ-200

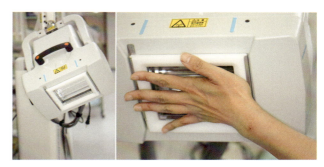

写真4　ターゲット型エキシマライトのセラビウム

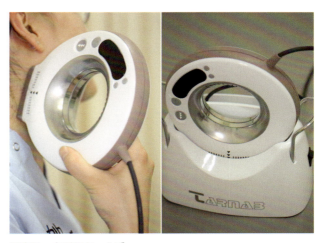

写真5　小型のターナブ

泌尿器科　排尿障害

4次元画像がもたらす最新の排尿評価

泌尿器科
部長
森 紳太郎
(もり しんたろう)

排尿がおかしいなと思ったら、早期受診、早期診断を

「最近、尿の勢いが落ちたな」「夜間に幾度となく起きるな」「でも年のせいかな」など、排尿にかかわる症状を感じていませんか？

小便なのに座ってしている男性も、たくさんいらっしゃるのではないでしょうか。60歳も過ぎる頃になりますと、かかりつけのクリニックの先生から「前立腺だね」と診断され、薬を内服している方も少なくないでしょう。

しかし、排尿障害は前立腺だけの問題ではありません。多くの男性は、年とともに前立腺は腫大(しゅだい)しますが、大きくなくても排尿困難を呈する患者さんはたくさんいます。実際、前立腺肥大症では、前立腺の大きさと症状の強さはほとんど関係ないとされています。

さらに、糖尿病や圧迫骨折でも、膀胱(ぼうこう)の機能が落ちることで尿の勢いは悪化します。また、年齢による尿道の柔軟性の低下も、尿の勢いを悪化させます。

排尿は、膀胱から前立腺、尿道にいたる一連の尿の流れであり、蓄尿量や排尿環境など、いろいろな影響を受けるので、安易に1つの原因で生じるとはいえないのです。泌尿器科の専門の医師ですら、尿の勢いを測定し、超音波で前立腺の大きさや残尿量をはかるなど、たくさんの検査結果を総合的に判断

し、排尿状態を評価しているのです。ですから、薬を内服してもなかなか改善しないというケースが多々見られており、新たな診断手法の開発が求められています。

4次元動画による排尿動画作成

そもそも、排尿という動きを、2次元の画像で評価すること自体に無理がありました。しかし、昨今

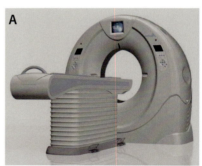

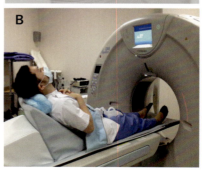

写真
A：面検出器型CT（東芝 Aquilion one）
B：検査の様子

科別レクチャー
平塚市民病院 ── 市民のニーズに応える最新治療

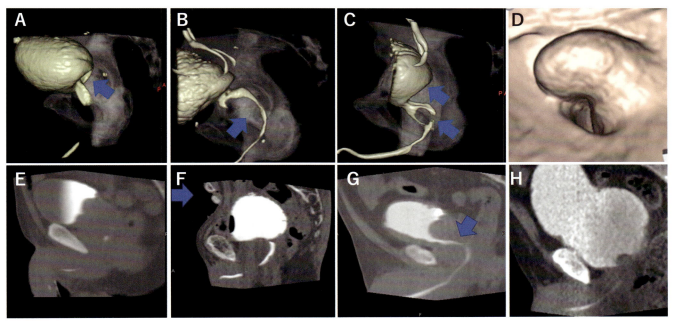

図1
A,B,C：症例により前立腺の形態は異なり、閉塞機転も異なる
D：同時に作成できる仮想内視鏡では、膀胱内突出の様子が確認できる
E：尿閉症例を示す。動画的評価により、排尿が極めて困難であることが容易に理解できる
F：排尿困難なため、用手補助に排尿している様子が確認できる
G：排尿途中で前立腺部尿道にて閉塞をきたし、全量排尿できない様子を示す
H：小さな前立腺が排尿を妨げることで、排尿困難にいたっている様子が確認できる

のバーチャル技術の進歩により、従来不可能とされた"動きを含んだ3次元モデル"（すなわち4次元モデル）を、極めて低被曝に作成することが可能となりました。

当院では、最新の面検出器型CT（写真）と解析ソフトを導入し、排尿動画を立体的に任意の方向から作成できるようになり、排尿のどの時点で尿路の閉塞が生じるのか、どの場所が原因なのか、排尿障害の発生機序（発生のしくみ）やタイミングなどが描出できることから、正しい診断と適した治療方針を計画することができるようになりました。さらには、膀胱の影響や、尿道の影響など、前立腺以外の要素も評価することが可能となりました（図1）。

検査方法はいたって簡単で、CT検査前に造影剤の注射を行い、十分に尿が溜まった時点で、排尿していただきながらCT撮影を行います。検査は5分程度で終了します。当院のCTは、従来のCTと比べ最大75％被曝を低減することができ、患者さんにも安全な検査方法です。

排尿困難でお困りの方、4次元排尿動画にて評価してみませんか？

夜間頻尿、尿失禁、排尿障害でお困りの患者さん、治療を継続しているにもかかわらず、改善効果が認められない患者さん、当院でのウロダイナミック4D-CT検査で、排尿状態を評価してみませんか。原因部位の詳細な評価が可能となるだけでなく、内服治療の可能性や、膀胱や尿道の治療など、患者さんに対してベストな提案をご提示できるものと考えています（図2）。

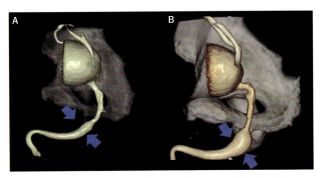

図2　A：排尿に伴う尿道の動きを示す。B：尿勢良好症例では、振子部尿道も良好に開大している様子が確認できる

泌尿器科　**女性泌尿器疾患**

人には言えない女性泌尿器疾患（尿失禁、骨盤臓器脱）に対する経腟／腹腔鏡手術

泌尿器科
部長
森　紳太郎
（もり　しんたろう）

尿失禁に困っている方へ

「この頃、ちょっとしたことで尿が漏れる、私だけかしら。でも人に言えない」。いいえ、そんなことはありません。たくさんの女性が、尿失禁で悩んでいます。

「咳やくしゃみなど、お腹に力を入れたときにだけ漏れてしまう」。これは腹圧性尿失禁といわれます。また、「急に尿がしたくなったと思ったら、漏れてしまう」。これは切迫性尿失禁といわれます。腹圧性と切迫性の両方の要素を持ち合わせた、混合性尿失禁の方もいます。腹圧性尿失禁の方が切迫性尿失禁より多いですが、年齢が高くなるにつれて、切迫性尿失禁の頻度が多くなるとされます。

尿失禁以外は健康な女性における尿失禁罹患率は10〜46％、国内では約700万人の尿失禁罹患者がいると推定されており、男性の前立腺肥大症患者と同等の割合です。

腹圧性尿失禁の場合には、TOT手術（Trans Obturator Tape の略で、恥骨の裏側から尿道の下を通した、メッシュ状のテープで尿道を支持する）と呼ばれる経腟的経閉鎖孔的メッシュ留置術が、治療の切り札です（図1、2）。また、切迫性尿失禁の場合には、膀胱収縮を調整する薬物療法で対応可能とされます。

図1　両側閉鎖孔にメッシュを通し、尿道後面にメッシュを敷き、メッシュの位置を確認している様子（Monarc TOT 手術手技ビデオより）

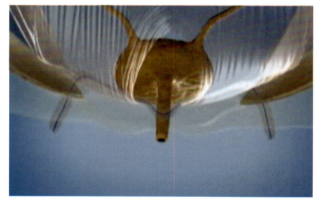

図2　尿道後面にメッシュが通り、尿道を後面より支えている様子（Monarc TOT 手術手技ビデオより）

科別レクチャー
平塚市民病院 ── 市民のニーズに応える最新治療

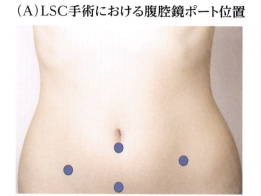
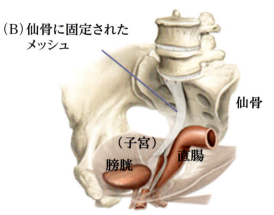

（A）LSC手術における腹腔鏡ポート位置　（B）仙骨に固定されたメッシュ

仙骨
（子宮）
膀胱　直腸

図3　腹腔鏡操作（A）：LSC手術は、4か所のポートのみで手術を行う。開腹する必要はなく、術後の創は目立たない
（B）：LSC手術は、子宮もしくは子宮摘出部にメッシュを敷き、仙骨前面に固定することで、骨盤臓器脱を治療する

骨盤臓器脱に困っている方へ

　先日、お風呂に入ったときに、ふと股から何か出ていることに気が付きました。そういえば、この頃下腹部の下垂感が取れない、尿の勢いが弱くなったなどと感じることはありませんか？　これは、膣から膀胱、子宮、直腸などが下がってきて、外陰部からその一部が出てくることにより、下垂感、排尿困難などを呈する疾患で、骨盤臓器脱といわれます。過去に子宮を摘除した患者さんに膣断端が出てくる場合もあります。

　当院では数年前までは、このような患者さんに経腟的に膣前壁、後壁にメッシュを挿入するTVM手術（Tension-free-vaginal-meshの略で、子宮は摘出せずメッシュを腟壁に埋め込み、骨盤底を支える手術法）を施行していました。しかし、腹腔鏡下仙骨固定術（LSC手術）が上方向へのけん引力により優れることから、最近では腹部の手術歴のない患者さんに対しては、LSC手術を積極的に施行しています。

　この手術は、4か所のポート（血管内に薬剤を注入するための医療機器）の創（1cm程度）で完遂することができ、術後早期から排尿障害や下垂感が改善することから、患者さん満足度が非常に高い手法とされます（図3）。

当院の役割

　泌尿器科は、女性にとって特に受診しづらい科の1つとされてきました。しかしながら、男性と同様に、女性のニーズは決して少なくありません。

　神奈川県には女性泌尿器科疾患を治療する医療機関が非常に少なく、当施設は、湘南地区における数少ない女性泌尿器科治療施設です。尿失禁に対するTOT手術、子宮脱、膀胱脱、直腸脱に対するLSC手術やTVM手術、間質性膀胱炎に対する水圧拡張術など、女性泌尿器領域のさまざまな手術を行っています。創はいずれも非常に小さく、美容的側面にも配慮しています。

　男性の排尿障害に対するHoLEP手術（経尿道的レーザー前立腺腺腫核出術）と同様に、気楽にかかれる女性泌尿器科病院としての役割を果たしていく所存です。おやっと思ったら、気軽に受診してみてはいかがでしょうか。

参考文献
1）加藤久美子, 近藤厚生, 岡村菊夫, 他：就労女性における尿失禁の実態調査, 日泌尿会誌, 77：1501-1504, 1986
2）高井計弘, 宮下厚, 望月和子：女性尿失禁の実態調査, 臨泌, 41：393-396, 1987
3）梅原次男, 塚本泰司, 熊本悦明：女性尿失禁の頻度と背景因子に関する研究 ─健康成人3020名のアンケート調査結果─, 泌尿器外科, 4：53-57, 1991
4）愛知県：平成11年度愛知県排尿障害実態調査報告書, 2000

産婦人科　**子宮頸がん**

#子宮頸がん　どうする？

産婦人科
部長
笠井 健児（かさい けんじ）

子宮がん検診で異常を指摘されたら、どうする？

子宮がんには、胎児が育つ子宮体部に発生する体がんと、産道の部分に発生する頸がんの2種類があります。同じ臓器に発生しますが、2つのがんは全く異なる病気です。

頸がんでは年間約3万2000人の患者さんが発生しますが、これは女性の年間新規がん患者数の第5位に位置します。30歳代から40歳代に好発し、小児がんを除くと最も若年に好発するがんの1つで、若い女性の未来を奪う病気です。比較的ゆっくり進行し、検診を受けていれば早期発見が可能です。実際に、頸がん全体の約60％（約2万1000人）はごく初期の上皮内がんで発見され、子宮を摘出せずに完治が期待できます。

この段階を過ぎると、Ⅰ期、Ⅱ期となり、広汎子宮全摘出術という大規模な手術が必要となります。約6時間前後の時間を要し、排尿障害やリンパ浮腫などの後遺症が残る場合があります。完治は望めますが、術後の生活は大きく制限されてしまいます。

Ⅲ期、Ⅳ期になると手術の可能性はなくなり、放射線治療、抗がん治療に限定されてしまいます。完治の可能性はほぼなくなり、5年生存率は50％以下となってしまいます。治癒できず、命を落とす方が年間2600人に達します。初期で発見できる可能性が高いにもかかわらず、そのチャンスを逸してしまうと、厳しい現実が待っていることになります。

子宮を摘出しなくてもよいのでしょうか？

子宮頸がんは、いわゆる前がん病変を経由して発生するといわれています。前がん病変を総称して、子宮頸部異形成と呼びます（表1）。比較的ゆっくり変化するといわれ、正常からがんに移行するのに年単位の時間を要すると考えられています。

異形成のうち、最も軽いものを軽度異形成と呼び、50〜80％が自然に正常に戻ります。一方、最も程度の重い高度異形成は、30％が浸潤がんへと進行します。最も初期のがんは上皮内がん（0期）と呼ばれ、周囲に浸潤したり転移したりする可能性がほとんどありません。

上皮内がんに対して行われる治療は円錐切除術

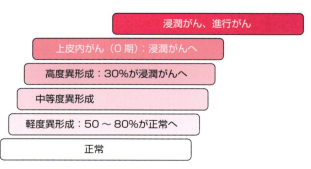

表1　子宮頸がんと異形成。正常から異形成を経て、上皮内がん、浸潤がんへと進行する

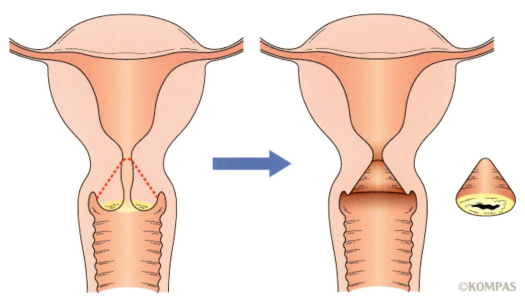

図　子宮頸部円錐切除術。子宮頸部を、ソフトクリームのコーンのように円錐形にくり抜く
（慶應義塾大学病院 KOMPAS より許諾を得て転載）

です。病変を含む子宮頸部の出口部分を、超音波メスを用いて円錐形に切除します。ちょうど、ソフトクリームのコーンのようにくり抜くので、こう呼ばれています（図）。全身麻酔下で、わずか30分程度の所要時間で終わり、出血も少なく、体にやさしい手術といえます。子宮を温存した上でも治癒率はほぼ100％で、臨床的に再発の可能性は非常に低いものです。子宮の出口を削り取るため、早産のリスクが若干上昇するといわれていますが、妊娠・出産は可能です。0期と呼ばれる上皮内がんまでの段階で発見できるかどうかが、とても重要であることが分かります。

子宮がん検診の重要性

子宮がん検診は、健康増進法という法律に基づき、地方自治体が行う事業の1つです。20歳以上の女性を対象に、2年に1回、問診と内診、細胞診を行います（平塚市は1年に1回、2500円／表2）。所要時間は5〜10分程度で、ほとんどの方は診察に伴う強い痛みは感じません。採取した細胞を顕微鏡で調べることで、前がん状態かどうかだけでなく、初期がんか進行がんかをかなり正確に診断できます。検診が有効なため、子宮がんのうち上皮内がんで見つかる割合は60％以上といわれています。

上皮内がんであれば、子宮を摘出しなくても、円錐切除術での完治が期待できます。

検診の重要性を理解いただけたと思いますが、実は、検診には大きな問題があります。せっかくがんを早期に発見できる機会なのに、受診する方はわずか20数％程度です。この数字は10年来変わらず、がん検診事業の大きな課題と考えられています。好発年齢を考えると、20歳代、30歳代の方々の受診が非常に重要です。せっかく赤ちゃんを授かったのに、妊娠を機会に浸潤がんが見つかり、赤ちゃんをあきらめなければいけないこともあります。仕事が忙しく検診を受けられない間に、病気が進行している可能性もあります。閉経したから子宮がんにはならない、ということもありません。

友だちや親族で、子宮がん検診を受けていない方がいたら、強く受診を勧めてください。

子宮がん検診（施設検診）：平塚市	
内容	医師による問診を行い、子宮頸部の細胞を検査します
対象	20歳以上の女性
費用	約2,500円
申し込み方法	平塚市子宮がん検診実施医療機関へ直接お申し込みください（詳細は平塚市HPで）

表2　平塚市の子宮がん検診の概要

産婦人科　**遺伝性疾患**

「遺伝」の悩み、ご相談ください

産婦人科
部長
藤本 喜展
(ふじもと よしのぶ)

はじめに

　皆さんは「遺伝」と聞くと、どのようなイメージを持たれるでしょうか？

　体格や血液型、親と子や兄弟が似ているかどうかといったことが思い浮かぶ方も多いと思います。なかには、遺伝性の病気や、生まれつきの病気のことを連想される方もいるでしょう。

　遺伝は本来、生命の多様性と深いかかわりがある概念です。あらゆる生物において、遺伝子の変化は一定の割合で起きています。遺伝子に変異を持つ人がいる状態こそが、生物として健全な社会であるとも考えられます。遺伝性疾患は、一部の人の問題ではなく、誰もが当事者になり得る問題であり、社会全体で取り組むべき課題です。

遺伝診療と遺伝カウンセリング

　遺伝診療は、ここ最近、急速に進歩している医療分野の1つです。現在では、遺伝子検査によって、確実に診断ができ、治療や対策を取ることができる疾患が増えてきました。

　一方、検査の結果によっては、その人だけでなく、家族や兄弟など血縁者の人生が大きく変わることもあります。こういった場合、「検査によって何がどこまで明らかになるのか」「社会的支援などはどのようなものがあるのか」「周囲の人たちはどのようにかかわっていくのがよいのか」といった情報を伝え、本人、家族が納得し、安心して医療を受けられるようサポートしていく、「遺伝カウンセリング」が重要となってきます。

　遺伝する病気と聞いても、大多数の方は他人事と思われるかもしれません。しかし、いざ親や自身が病気になったときには、「親と同じ病気に自分もなるかどうか」「自分の病気が子どもや孫に遺伝するのかどうか」といった不安に直面するかもしれません。もしそうなった場合は、人生の大事な問題となるため、大きな戸惑いや悩み、苦しみを伴います。そういった方の話に耳を傾けて、ともに考え、より良い人生を歩んでいただくお手伝いをすることが、遺伝カウンセリングの役割です。

　答えは1つではありませんし、二者択一でもありません。絶対的な正解があるわけでもありません。遺伝カウンセリングによって、新たな選択肢が見つかることもあります。自分たちで最後まで考え、納得した選択をしていただけるように、私たちはともに考え、寄り添い、サポートしていきます。

遺伝カウンセリングの注意点と当院の診療

遺伝性疾患だけでなく、出生前診断も遺伝カウンセリングの対象です。ただし、このことに関しては、誤った知識や誤解が深く浸透しているようです。インターネットには、妊婦さんの不安を煽るかのような記事や、健康食品、高額な検査など、不安につけこみ、混乱させるような広告も多く見られます。

また、妊婦の血液検査で、胎児の染色体異常の有無を高い精度で診断する検査が広まりつつあります。遺伝に関する知識が不十分なまま、フォロー体制も整わないなかで、このような検査が安易に広がることは危惧されるべきことです。

国内では、「人についての遺伝」の教育が十分になされていないため、誤って理解している方がたくさんいます。出生前診断も、遺伝病の発症前診断と同様、検査を受ける時点では被検者は患者ではないため、通常の医療の対象とはなりません。また、結果的に選択的妊娠中絶が考慮され得ることから、倫理的問題への対応が極めて重要です。

当院では、そのようなお母さんの不安にきちんと対峙し、一つひとつ丁寧に不安を解消していくことを目指しています。そのための手段として、当院では羊水検査を行っています。今後も combined test（出生前診断）や NIPT（母体血胎児染色体検査）といった技術を取り入れていき、いずれは周産期遺伝カウンセリング外来を設け、妊婦さんの些細な疑問や不安を少しでも解消できることを目指しています。

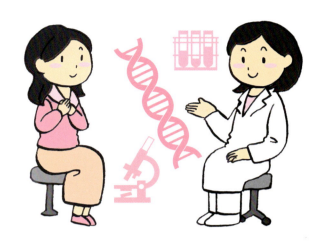

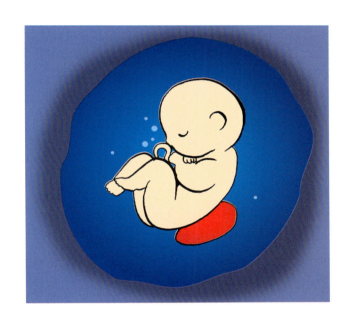

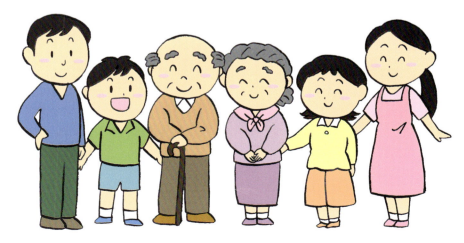

眼科　白内障

白内障手術はいつ受けたらいいの？

眼科部長
しらいし　あきら
白石 亮

白内障はどんな病気？

　眼の中で、カメラのレンズの役割をするのが水晶体です（図）。その水晶体が、さまざまな原因により濁ってくるのが白内障です。水晶体の中身はタンパク質で、さまざまな原因でタンパク質が変性して濁り、白内障になります。

　白内障の原因で最も多いのが、加齢です。視力低下などの自覚症状がなくても、検査をすると、60歳を過ぎる頃から多くの人に認められ、80歳を過ぎるとほぼ100％の人に認められます。そのほか、白内障の原因としては、眼の病気のぶどう膜炎、眼以外の病気では糖尿病、アトピー性皮膚炎、眼の外傷、薬剤の副作用などがあります。

　白内障の症状は、まぶしさや眼のかすみ感が初期の症状です。その後、眼の近視、遠視や乱視の度数が変化して眼鏡が合わなくなったり、物が二重に見えたり、眼鏡をかけても視力が低下してきます。

白内障の治療はどうするの？

　白内障は、点眼薬などの薬では治すことができません。カリーユニなど、白内障の進行を遅くする点眼薬はありますが、白内障の進行を完全に止めることはできません。

　白内障の治療法は、手術で濁った水晶体の中身を取り、代わりに人工の眼内レンズを挿入します（写真）。

　現在、白内障手術は、濁った水晶体の中身を超音波で砕いて吸引する水晶体乳化吸引術（PEA）のあと、眼内レンズを挿入する方法が中心です。この方法は、手術の傷口も3mm弱と小さく、手術時間も30分弱の短時間で終了します。白内障がかなり進行して水晶体の中心が硬くなっているときは、傷口を大きくして硬く濁った水晶体の中身を丸ごと取り出す、水晶体嚢外摘出術（ECCE）を行うこともあります。この場合、超音波での手術より傷口を3倍ぐらい大きくしたり、傷口を縫合したりするため、手術時間も倍以上かかります。

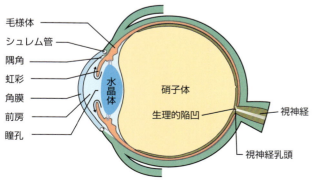

図　眼球の断面図

科別レクチャー
平塚市民病院 —— 市民のニーズに応える最新治療

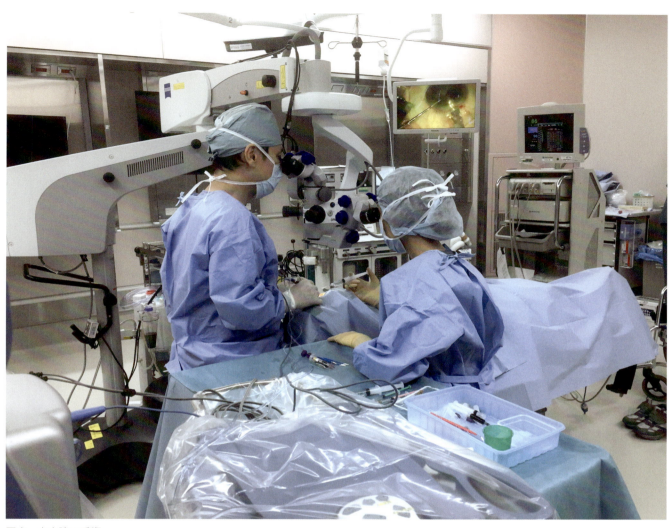

写真　白内障の手術

白内障手術はいつ受けたらいいの？

　白内障の自覚症状は、まぶしさなどの初期症状ならサングラスをかけ対応したり、近視や遠視の度数の変化なら眼鏡を調整したりして矯正します。白内障が進んで眼鏡をかけても視力が矯正できない状態で、生活に不自由を感じることが多くなったら、手術を考えてください。

　白内障手術をいつ受けるのかは、年齢や生活スタイルなどによって違います。白内障があればすぐに手術ということではありません。例えば、車の運転、運転免許の更新を考えている場合は、矯正視力0.7を目安に検討していただきます。また、高齢で身の回りのことができ、生活上不自由を感じない場合は、もっと矯正視力が下がってから手術を考えていただいても問題ありません。ただ、あまり我慢しすぎると、水晶体の中身が硬くなり、超音波での白内障手術（PEA）が難しくなったり、超音波での白内障手術ができなくなったりします。

　また、眼の病気、ぶどう膜炎が活動的な場合や、糖尿病など眼以外の病気の状態によっては、白内障手術を行えないこともあります。そのほか、眼の病気（加齢黄斑変性や糖尿病網膜症など）、特に網膜に病気があると、白内障手術を受けても視力が回復しないことがあります。このような状況もあるので、適切に白内障手術を受けていただくには、普段から近くの眼科の先生をかかりつけ医として、定期的な受診で眼の状態をよく診ていただき、ご自身でも視力などの状態をよく把握し、かかりつけ医とよく相談して、手術時期などを決めることが大切だと思います。

耳鼻咽喉科　めまい

めまいは耳から？

耳鼻咽喉科
部長
横山　真紀
（よこやま　まき）

　ある日突然、ぐるぐる回るめまいがでてきて、脳がどうかなってしまったのかと不安になって病院に行き、いろいろな検査を受けたところ、「脳には異常なさそうです。耳のせいかもしれないから、次は耳鼻咽喉科にかかってください」と言われて驚いた、という経験をお持ちの方もいらっしゃるのではないでしょうか。めまいは耳からくるのでしょうか？

めまいの原因・診断

　私たちの体には、姿勢のバランスを保つ機能が備わっています。この機能に異常をきたすと、めまいが起こります。機能異常を引き起こす病気の場所によって、耳の病気、脳の病気、そのほかの病気に分けられます（図1～3）。

検査を通して原因を探る

　病院では、これらの病気を鑑別するために、以下のような検査を行います（図4）。
　眼振検査、平衡機能検査（ふらつき検査）、聴力検査。中枢性めまいを疑う場合は、頭部CTやMRI。循環器疾患が疑われる場合は、血圧測定、胸部聴診、胸部X線、心電図など。
　どの科にかかればよいのかご自身で判断が難しい場合は、まずはかかりつけ医にご相談ください。

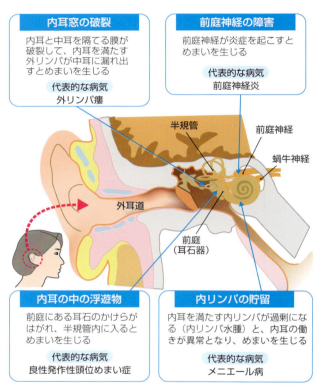

図1　めまいの原因①　耳の病気

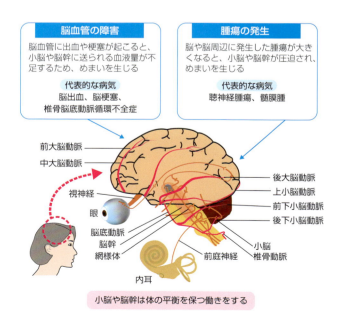

図2　めまいの原因②　脳の病気

不整脈	血圧の変動
発作が起こると心臓から全身に送り出される血液量が低下するため、脳に送られる血液量が減少し、めまいを生じる。また、脳塞栓を生じ、めまいを起こすこともある	血圧が急激に変動すると脳へ送られる血液量が不安定になり、めまいを生じる
代表的な病気 房室ブロック、心房細動	代表的な病気 起立性低血圧、高血圧

その他
不安・心配ごと 低血糖、貧血

図3 めまいの原因③ 全身の病気

どんな状況で、どんな姿勢で、どんなめまいが、どのくらい続いたか、また、めまい以外の症状があったかどうかを、正しく伝えていただきますと、めまいの診断と治療に大変役立ちます。以上のように、一口にめまいといっても、その原因となる病気にはさまざまありますが、この項では耳の病気について補足説明します。

耳からくるめまいの種類

- **良性発作性頭位めまい症**：朝起き上がるときなど、頭を動かしたり、ある特定の頭の向きで回転性めまい（自分や周囲がぐるぐる回って見えるめまい）が起こりますが、1分〜数分程度でめまいは消失します。耳鳴りや難聴はありません。
- **前庭神経炎**：突然、激しい回転性めまいが起こり、通常数日間続きます。耳鳴りや難聴はありません。
- **メニエール病**：突発的な回転性めまい発作を反復します。めまい発作時に、耳鳴り、難聴、耳閉感（耳が詰まった感じや塞がれた感じ）などを伴います。
- **めまいを伴う突発性難聴**：ある日突然に片方の耳の聞こえが悪くなる病気です。このときにめまいを伴う場合があります。
- **外リンパ瘻**：急激な圧の変動（飛行機、ダイビング、鼻を強くかんだ、など）によって、回転性めまいや耳鳴り、難聴、耳閉感などが起こります。

めまい症治療と予防

治療は、めまいを起こしている病気（前述）に準じますが、めまい発作が起きている急性期には、対症療法として、めまい症状や吐き気を抑える点滴や

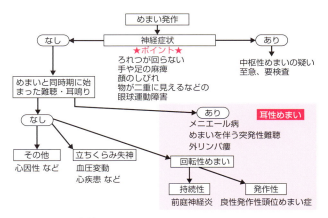

図4 めまい診断フローチャート

飲み薬を使います。しかし、いろいろな検査でもめまいの原因がわからず診断ができないことは、実際の診療では、実は少なくありません。このようなめまいは、いわゆる"めまい症"といわれ、上手につきあっていくことが必要です。

めまいが起こらないようにする予防策として、次にあげるような運動を続けるとよいでしょう。

1. 眼球を上下左右に動かす運動
2. 頭を前後左右に動かす運動
   - 前後に30度ずつ、左右に30度ずつ頭を振ります
3. 立ったり座ったりする運動
   - 立ったり座ったりを繰り返します
   - 足腰のバランスを鍛えます
4. 歩行運動
   - 全身の筋肉、内耳、動体視力などの総合的なバランス感覚を鍛えます
   - 1日5000歩を目安にしてください

めまいは、生活リズムの乱れやストレスで起こりやすくなります。めまいが起こらないように心がけること、生活上の注意点は、以下の通りです。

1. 規則正しい食事
2. 飲酒は控えめに：お酒は小脳の機能を抑えるので、めまいやふらつきが強まる可能性があります
3. 節煙・禁煙：たばこに含まれるニコチンは、血管を収縮させて血液の循環を悪くし、めまいを起こしやすい状況をつくります
4. 十分な睡眠
5. ストレスとうまくつきあう

日頃から生活リズムを整え、自分なりのストレス解消法をもつようにして、ストレスをためない生活を心がけましょう。

放射線診断科／血管外科　**大動脈瘤**

腹部大動脈瘤にステントグラフトチームで低侵襲治療

放射線診断科
部長
屋代 英樹（やしろ ひでき）

血管外科
部長
大住 幸司（おおすみ こうじ）

無症状でも怖い病気

　大動脈は体の中心を走っている最も太い動脈で、心臓から全身に血液を送る動脈の根元に相当します。この動脈が瘤（こぶ）のように拡張した病気が大動脈瘤（だいどうみゃくりゅう）です。この病気の恐ろしいところは、ほとんどの患者さんは特に症状がないにもかかわらず、突然破れて出血してしまうことがあるという点です。

大動脈瘤が破裂すると

　大動脈瘤が破裂すると激しい痛みが生じるとともに、急激に血圧が低下します。大動脈瘤が破れた場所によって出血する場所が異なるのですが、吐血など、目に見える出血のほかに、血胸、腹腔内出血（けっきょう、ふくくうないしゅっけつ）など、目に見えない場所で出血を起こすことがあります。出血量が多い場合には、病院に搬送される前に亡くなってしまいます。
　出血量が少なかった場合や、いったん出血が止まった場合に病院にたどり着くことができます。病院にたどり着いた患者さんでも致死率の高い病気であり、速やかな高度治療が必要な状態です。

大動脈瘤破裂に対応する湘南破裂性腹部大動脈瘤プロトコール

　このような大変重症で、致死率の高い大動脈瘤破裂に対応するために、2012年に神奈川県の基幹病院（湘南鎌倉総合病院、平塚市民病院、済生会横浜市東部病院）で湘南破裂性腹部大動脈瘤プロトコールが作成されました。
　このプロトコール要旨は、
・破裂性大動脈瘤に対して許容される範囲の低い血圧を維持して出血量を抑え、速やかに手術室に入室する。
・手術室では、必要に応じて局所麻酔で大動脈を風船によって遮断し、出血を止める。
・解剖学的適応があれば、ステントグラフト治療、なければ人工血管置換術を施行する。

　ステントグラフト治療・人工血管置換術を行うために、平塚市民病院では血管外科と放射線診断科に腹部ステントグラフト指導医が常勤医として在籍しています。

腹部大動脈瘤ステントグラフトチーム

　このような迅速な対応を要する破裂性大動脈瘤治療を行うには、1人の医師の力では限界があります。通常の待機的手術（病状の経過中、治療に適したタイミングを待って行う手術）では1人の医師が時間をかけて行うことも、破裂時には複数の医師が同時に行い、迅速に行わなければ、患者さんを助けることはできません。

- 血管外科医：全身状態を考慮した治療方針決定とステントグラフト・人工血管置換術の施行
- 放射線診断医：迅速な診断とステントグラフトのプランニングと施行
- 救急医：迅速な初診診断と適切な全身状態管理
- 麻酔科医：術中の適切な全身状態管理
- 放射線技師：診断に適した画像の撮影と血管内治療の際の最適化された撮影
- 看護師・臨床研修医：手術・全身管理のサポート

　チーム医療で市民の健康を守ります。

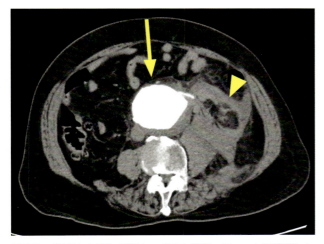

写真1　腹痛を主訴に受診し、CTを施行。7cm大に拡張した腹部大動脈（→）が破裂し、お腹の中に出血（矢頭）している

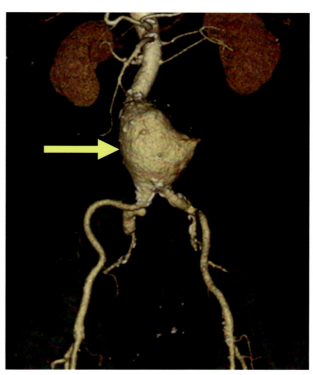

写真2　CTからすぐに作成した3次元画像。紡錘状に拡張した大動脈瘤（→）と、体の左側への出血が描出されている

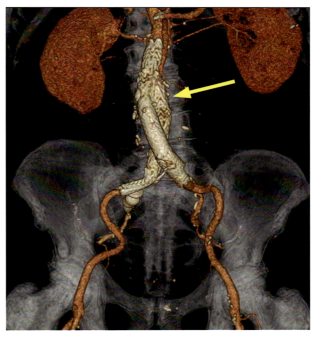

写真3　緊急手術で、ステントグラフト治療を施行。血液の漏れもなくなり、経過良好で、2週間後退院した

チーム医療

平塚市民病院 ——

多職種による
質の高い
医療の実践

緩和ケア内科

緩和ケアは、
がんの治療と一緒に始めます

緩和ケア内科
部長
赤津 知孝
（あかつ ともたか）

「緩和ケア」とは？

　もともと緩和ケアは「がんの末期の患者さんの苦痛をとること」からスタートしました。しかし、医療の進歩とともに緩和ケアも急速に進化をとげ、現在では「がんの治療中に経験するさまざまなや苦痛（痛みや嘔気、倦怠感、精神的な落ち込みなど）を和らげること」を目的として、がんと診断された当初から、手術や化学療法などの治療と並行して一緒に始める治療となっています。

「緩和ケア」には
こんなメリットがあります

　緩和ケアを受けることで、患者さんは前向きにがんの治療に臨むことができます。また、患者さんやその家族の不安や心配、心のつらさを和らげるため、多職種からなる緩和ケアのスタッフがお手伝いします。さらに、がんと診断されたことによる社会的な問題（就労など）にもスタッフが一緒になって考えます。

緩和ケアチームでの
回診・カンファレンス

　がん診療に携わる医師（緩和ケア内科、精神科）、看護師（緩和ケア認定看護師、リエゾン精神専門看

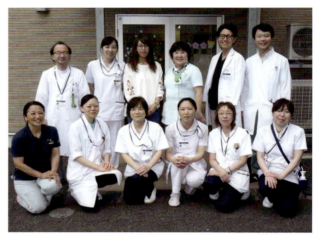

写真1　緩和ケアチーム

護師）、薬剤師、管理栄養士、リハビリテーション技師、医療ソーシャルワーカーなどの多職種が1つのチームとなって、がんの患者さんとその家族を全面的に支援します。また、がんの診断を受けた入院患者さんに「苦痛のスクリーニング」を実施することで、緩和ケアが必要な患者さんを積極的に拾い上げる努力をしています。また、院内に設置された「がん相談支援センター」では、専門の相談員が患者さんやその家族の悩みに丁寧に対応します。

最新の疼痛（とうつう）緩和

　がんの痛み止めといえばモルヒネが代表的でしたが、最近はそれ以外にもたくさんの優れた痛み止

チーム医療
平塚市民病院 —— 多職種による質の高い医療の実践

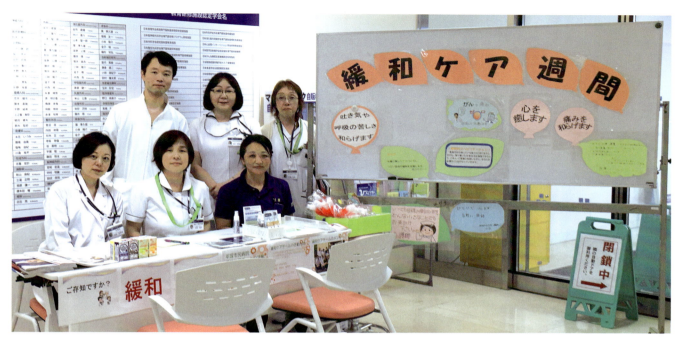

写真3 「平塚市民病院・緩和ケア週間」のイベント

めが開発されています。投与の方法も、飲み薬、貼り薬、座薬や点滴など、一人ひとりの患者さんの病状に合わせることが可能です。ぜひ気軽にご相談ください。

がん患者さんの会「なでしこの会」をご存じですか？

当院では、定期的に（3か月に1度）「なでしこの会」（平塚市民病院・がん患者さんの集い）を開催しています。患者さん同士が、いろいろな情報や体験を共有することで、互いに勇気づけられ、励まし合うことができます。皆さんの参加をお待ちしています。

問い合わせ先：当院・医事課

緩和ケア週間（相談・啓発イベント）の開催

より多くの方々に緩和ケアを知ってもらうため、毎年10月に「平塚市民病院・緩和ケア週間」のイベントを開催しています。患者さんのさまざまな悩み（身体的、精神的、経済的）に対して、多職種の専門スタッフが親身になり相談に応じます。

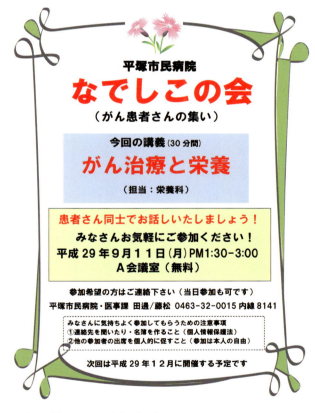

写真2 「なでしこの会」ポスター

看護部

一人ひとりを尊重し、温かい看護を提供します

看護部
副病院長兼看護部長
本谷 菜穂子
(もとたに なおこ)

「尊重と思いやり」を看護部基本理念に

当院は、神奈川県湘南西部における地域の基幹病院として急性期医療を担っています。2016年5月には新館の運用が開始となり、2017年4月には救命救急センターの指定を受けました。

患者さんの高齢化・重症化が進む中、安全で安心な看護を提供するためには、知識・技術はもとより、変化に柔軟に対応する力が求められます。

しかし、どんなに知識や技術を磨いても、患者さんやご家族に寄り添う姿勢がなければ良い看護はできません。看護部では「尊重と思いやり」を基本理念に、患者さん一人ひとりを尊重し、思いやりの心をもって看護の実践を大切にしています。

専門職としてのスキルアップができる環境づくり

急性期病院として、安全で質の高い看護を提供するために、私たち看護師は「学び続けること」がとても重要です。病院や看護部の理念・方針に沿った看護師を育成するため、院内研修体制の充実、院外研修や研究活動、進学制度の充実にも取り組み、キャリアアップに向けて個々のニーズを尊重し、学びを支援する土壌があります。

職員同士がお互いの成長を支え、いきいきと働き続けることができる環境づくりに取り組んでいます。

看護部理念・方針

◆理念◆
「尊重と思いやり」

◆方針◆
1. 安全で質の高い看護を提供します
2. チーム医療を推進します
3. 一人ひとりが専門職として高い倫理観を持ち、自己研鑽に努めます
4. 共に成長できる環境を整えます
5. 看護活動を通して地域に貢献します

専門性の高い看護師を育成し、看護の質向上と地域貢献

質の高い看護を実践していくためには、人材育成はとても重要と考えています。

看護部では、新人から師長に至るまでの継続教育に力を入れるとともに、より専門性の高い看護師の育成と活用に取り組んでいます。

認定看護師は、公益社団法人日本看護協会が主催する各専門分野に特化した研修を受講し、資格を取得します。現在、当院には10分野(感染管理、集中ケア、皮膚・排泄ケア、がん化学療法看護、緩和ケア、新生児集中ケア、救急看護、糖尿病看護、手術看護、透析看護)に計15人の認定看護師が院内

チーム医療
平塚市民病院 ── 多職種による質の高い医療の実践

認定領域	活動の一例
感染管理	高齢者施設における感染対策勉強会など（写真1）
集中ケア	地域の公開講座において一般市民対象に「熱中症予防」の講演、地域の薬剤師を対象に「フィジカルアセスメント」の研修講師
皮膚・排泄ケア	神奈川ストーマリハビリテーション講習会講師
緩和ケア	地域の訪問看護師とともに「エンドオブライフケア（終末期）」の研修会の開催
糖尿病看護	世界糖尿病デーに糖尿病発症予防イベントの開催
認定看護師合同	地域の「ちゅうおうフェスタ」での講師（写真2）

表　当院の認定看護師による院内外活動の一例

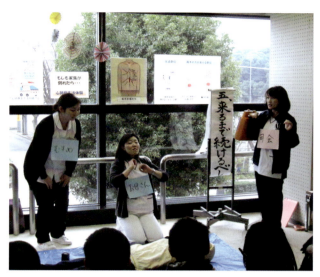

写真2　ちゅうおうフェスタの様子（中央公民館）

外で活躍しています。

　院内では、皮膚・排泄ケア認定看護師によるスキンケア外来、糖尿病看護認定看護師によるフットケア外来などの専門外来に携わるとともに、医師・薬剤師・管理栄養士・臨床工学技士・理学療法士等他部門との連携を図りながら勉強会の開催も行っています。

　また、地域の医療機関や福祉施設の看護職員を対象とした研修の講師や、一般市民を対象として健康の維持・増進に関するイベントへの参加も積極的に行っています（表、写真1、2）。

　少子・超高齢化社会を迎える中、これからの看護師には、患者さんが今まで生活していた地域で自分らしく生活できるように支援をしていく活動が求められています。

　そのためには、それぞれの専門性を院内外のチーム活動に生かしていくことが重要と考えています。

　医療を取り巻く環境の変化が著しい昨今ですが、変化に柔軟にかつ迅速に対応できるよう、自己研鑽も怠ることはありません。2か月に一度は「認定看護師会」を開催し、お互いの活動状況を共有するとともに、より良い活動に向けた検討を行っています（写真3）。

　今後もそれぞれの専門分野における実践、教育、研究活動などに一人ひとりが主体的に取り組むことができるように、活動を支援していきます。

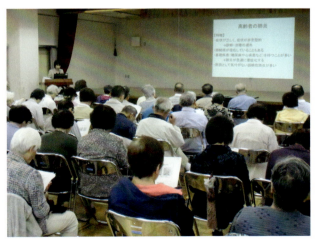

写真1　高齢者施設における感染対策勉強会の様子

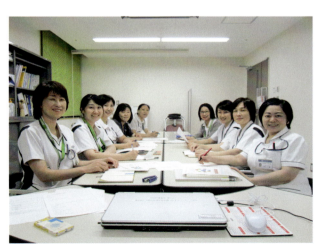

写真3　認定看護師会の様子

99

看護部

患者さんのニーズに着目できる看護師の育成を目指して

看護部
副看護部長
成田 小百合
（なりた さゆり）

院内教育・研修

●教育目的
平塚市民病院および看護部の理念に基づき、患者さんや家族から信頼される質の高い看護サービスを提供できる自立した看護職員を育成します。

●教育プログラム
当院の教育のプログラムは、患者さんの暮らしを支えるために必要な知識・技術・態度を習得するための教育内容を設定しています。

また、看護師が段階的にスキルアップすることを応援するプログラムとなっています（図1）。

●教育委員の活動
教育委員は、各部署から1人ずつ選抜され、看護部に所属する看護職のキャリアアップを目標に、月2回の教育委員会を開催し活動しています。具体的な活動としては、当院の看護の現状を捉え、委員会で検討し課題抽出したことを院内研修に反映させています。さらに、今後想定されている2025年問題・医療提供体制の変革などについても、タイムリーに院内研修に盛り込むため、教育委員自身のスキルアップも目指しています。特に、看護実践能力の維持向上に向けて看護場面を想定したシミュレーション研修に力を入れ活動しています（写真1、2、3）。

●経験者サポートシステム（経験者サポート研修）
既卒者・中途採用者の採用においては、個々のキャ

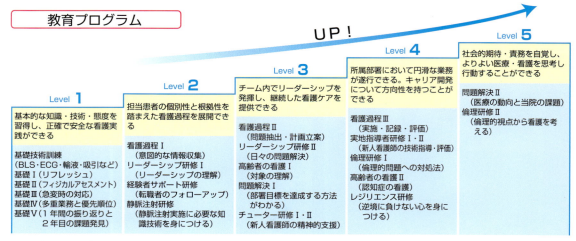

図1　教育プログラム

チーム医療
平塚市民病院 ── 多職種による質の高い医療の実践

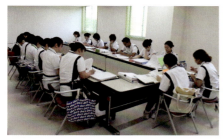
写真1　教育委員の会議

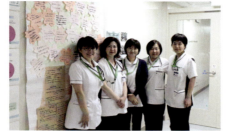
写真2　教育担当副部長・師長

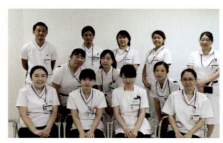
写真3　教育委員

リア・年齢・経験などの背景を考慮した支援が求められています。当院でも、定着率を上げるため、既卒者・中途採用者に対して、各部署でサポート体制を整えています。

経験者サポート研修では、①自分を理解しよう②キャリア育成（将来の自分イメージ像）③多様な価値観を理解しよう④転職した今の自分が思うことを熟考し、自己の現状と今後のキャリアについて具体策を見出す手がかりとなっています。

●新人1年目の到達目標
日常生活援助を実践するための基本的知識・技術・態度を身につけ、安全にベッドサイドでケアができる（図2、3、4）

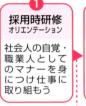

新人教育プログラム

1. **採用時研修　オリエンテーション**　社会人の自覚・職業人としてのマナーを身につけ仕事に取り組もう
2. **医療安全・感染研修**　全体研修として年数回受講し、リスク感性を高めよう　※病棟に配属
3. **基礎技術研修**　注射、採血、輸血、点滴、吸引などを練習しよう
4. **基礎Ⅰ研修　リフレッシュ研修**　緊張と不安の日々から抜け出してホッと一息しよう（写真4、5）
5. **基礎Ⅱ研修　フィジカルアセスメント**　意図的な情報収集能力を身につけよう
6. **基礎Ⅲ研修　急変時対応**　急変時における基本技術を身につけよう　●BLSも覚えよう　●そろそろ夜勤体験　一人ひとり状況に応じて時期を決定します　最初はシャドー夜勤からスタートします
7. **基礎Ⅳ研修　多重課題**　多重課題のシミュレーションを行い優先順位を決め援助しよう（写真6、7）
8. **基礎Ⅴ研修**　1年目を振り返り、2年目の目標を見つけよう

図2　新人教育プログラム

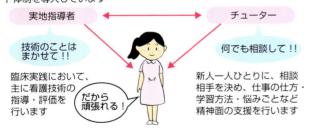

図3　新人教育サポート体制

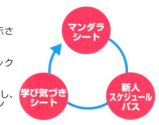

図4　新人教育システム

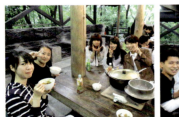
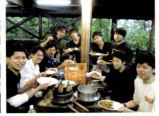

写真4、5　基礎Ⅰ研修「リフレッシュ」
〜平塚市びわ青少年の家にて〜

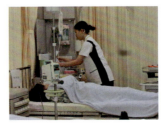
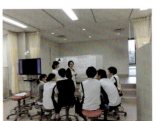

写真6、7　基礎Ⅳ研修「多重課題への対応」
〜テルモメディカルプラネックスにて〜

101

薬剤部

くすりのことはおまかせ！
──患者さんの安心・安全のために

薬剤部
部長
山際 一也
やまぎわ かずや

薬剤師の役割とは？

　病院薬剤師といえば、調剤室の中で調剤しているイメージがあるかもしれませんが、近年は入院患者さんのベッドサイドへ行く機会も増え、「より身近な薬剤師」になっています。当院でも各病棟に担当薬剤師を配置し、医師など医療スタッフと協働して入院から退院に至るまで、患者さんが安全かつ安心して最適な薬物治療を受けられるよう積極的にサポートしています（写真1）。

　副作用などを未然に回避する取り組みの1つとして、回避した事例をプレアボイド報告（副作用、相互作用、治療効果不十分などを回避あるいは軽減した症例報告）し、2016年には神奈川県月間最多報告施設賞を受賞しました（写真2）。

　また重篤な副作用のリスクが高いがん化学療法では、医師への情報提供（抗がん剤選択支援、副作用軽減など）、抗がん剤ミキシング、投与ルートの管理、患者さんへの説明と、すべての過程で薬剤師がかかわっています。

　そのほか、各領域専門の認定薬剤師がさまざまなチームに参画し、薬剤師の専門性を発揮しています。

☆日本DMAT：災害派遣医療チーム（DMAT）
☆NST専門療法士：栄養サポートチーム（NST）
☆感染制御認定薬剤師：感染対策チーム（ICT）
☆日本糖尿病療養指導士：糖尿病チーム
☆がん薬物治療認定薬剤師：がん化学療法・緩和ケアーチーム

　患者さんからも、医療スタッフからも、信頼される薬剤師を目指して日々努力しています。

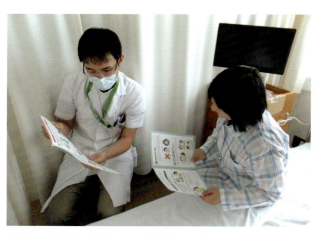

写真1　各病棟に配置された薬剤師が患者さんをサポート

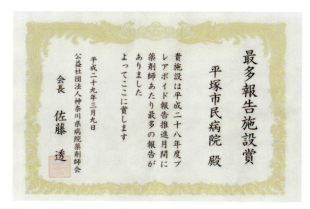

写真2　神奈川県月間最多報告施設賞

チーム医療
平塚市民病院 —— 多職種による質の高い医療の実践

リハビリテーション技術科

チーム医療の中でリハビリテーションができること

リハビリテーション技術科
科長
磯谷 誠（いそがい まこと）

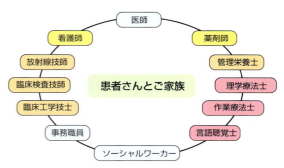

図　患者さんを支えるチーム医療関係者

当院のリハビリテーション

当院のリハビリテーション（以下、リハビリという）では、理学療法士8名、作業療法士4名、言語聴覚士2名が在籍しています。「理学療法」は、筋力・体力や、立つ、歩くといった基本的な体の能力の回復を促す練習などをします。「作業療法」は、手の機能回復のお手伝いをします。また、箸やスプーンで食事をする練習や、着替えの練習など、日常生活にかかわることを行います。「言語聴覚療法」は、コミュニケーションがうまく取れるように、言葉の練習をします。また、食事が飲み込めない方などに対して、うまく飲み込めるような方策を考えて練習をします。

1人の患者さんに対し、それぞれが専門性を生かして、患者さんの生活の質が高められるように努力しています。

チーム医療とリハビリテーション

チーム医療では、1人の患者さんに対し、「図」の通り、多くの医療関係者がかかわって最善の治療を行います。それにより、別の解決方法が生み出されたり、それぞれの得意分野が発揮され相乗効果が生まれ、さらに大きな力となり、患者さんに対してよりよい治療が行われます。

当科がかかわる主なチーム医療を紹介します。

・呼吸サポートチーム

肺の病気などにより、人工呼吸器をつけた患者さんに、呼吸器が早く外れるようにかかわります。リハビリでは、体を起こしたり、呼吸を助ける練習を促します。

・栄養サポートチーム

食べられず栄養が不足している患者さんに、どうしたら食べられるか、栄養が取れるかを考えます。リハビリでは、食べるときの姿勢や食べ方、食べ物の形や軟らかさなどを提案します。

・褥瘡（床ずれ）対策チーム

床ずれができてしまった患者さんに、床ずれの治療や再発防止に努めます。リハビリでは、寝ているときに床ずれができない姿勢がとれるよう調整します。

・緩和ケアチーム

がんの患者さんの痛みを和らげて、生活しやすい環境を作ります。リハビリでは、痛みがなるべく出ないような体の動かし方や、生活の仕方を提案します。

・糖尿病対策チーム

糖尿病の患者さんの病気が進まないように努めます。リハビリでは、患者さんに合った運動の仕方をアドバイスします。

このように当科は、機能回復練習だけではなく、さまざまなチーム医療で活躍しています。

臨床工学科

ご存じですか？
患者さん、病院、チームを支える
臨床工学技士

臨床工学科
科長
熊澤　義雄
くまざわ　よしお

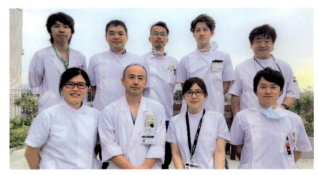

写真　現在、9人で活動しています

臨床工学技士とは？

　医療の現場では、さまざまな医療機器が使用されています。以前は、これらを管理・操作する人が決まっていませんでした。しかし、近年の技術発展により、機器の種類も増加し、操作も複雑になっています。そのため、機器を安全に使用するためにも、医療と工学の知識を持つ「臨床工学技士」という資格が、現在は存在します。比較的新しい資格のため、まだまだ認知度が低い職種です。

病院ではどのような仕事をしているの？

　私たちは「生命維持管理装置」という機器を、医師の指示の下、操作や保守管理します。呼吸を代行する人工呼吸器、代謝を代行する血液透析装置、循環を代行する人工心肺装置、心臓ペースメーカーなどが対象となります。その中の1つの人工心肺装置を例に、私たちの仕事を紹介します。

　心臓外科の手術では、症例によっては、患者さんの心臓を止めた状態で行います。心臓が動いていないため、肺への循環もなくなります。その間、患者さんの心臓や肺の代わりとなるのが人工心肺装置であり、この装置を操作するのが臨床工学技士です。手術の進行状況、術中の患者さんの循環動態な

どに応じ操作を調整するため、片時も装置から離れることはありません。このように、生命に関係する極めて重要な任務を担っています。また、医療機器を安全、安心に使用できるよう、日常点検や定期点検などの機器管理も日々行っています。

出会っているかもしれない、臨床工学技士

　当院では、臨床工学技士は「臨床工学科」に配属しています。職名から、「機械屋さん」という地味なイメージを持つ方も多いですが、実際は臨床の場で、医師・看護師などの病院スタッフや患者さんとかかわることが多くあります。当院は総合病院であり、さまざまな科や手術室が配置されているため、私たちが操作・保守管理する機器も多種にわたり、現在、臨床工学科が管理している機器は約800台、2016年度の保守管理業務は7000件でした。また、2016年度の臨床業務件数は9000件以上あり、院内のいたる所で活動しています。そのため、私たちを見かけることがあるかもしれません。夜間や休日の緊急業務にも迅速に対応できるよう、体制を整えています。

　私たちは、医療機器と切っても切れない職業です。チーム医療の一員として、ほかの職種とは違った目線から、安心で安全な医療を提供できるよう、日々努力しています。

チーム医療
平塚市民病院 ── 多職種による質の高い医療の実践

栄養科

糖尿病治療、主役はあなた！
──管理栄養士や専門職があなたの治療をサポートします

栄養科
主管
菅谷 稚夏(すがや ちかか)

チームで取り組む糖尿病治療

糖尿病の治療には、食事療法、運動療法、薬物療法の3大療法があります。当院では、糖尿病患者さんの治療の一環として、糖尿病教室、教育入院（2泊3日、7泊8日）を行っています。医師、看護師、薬剤師、管理栄養士、臨床検査技師、理学療法士がチーム一丸となり、患者さんに接し糖尿病治療の一助になっています。糖尿病は自己管理が要(かなめ)、患者さんの生活に沿ったアドバイスが肝心です。管理栄養士が、患者さんの食習慣から内服が確実に行われていないことを確認した場合に、薬剤師や主治医に情報提供し、投薬時間や投薬内容の変更につなげます。看護師から食習慣の情報が提供されれば、改善に向けて管理栄養士が食事内容の提案をします。多職種の目で患者さんのサポートを行っています。

当院には、糖尿病患者の会「湘友会(しょうゆうかい)」があり、食事勉強会や茶話会を開催し、普段の診療時とは違う食事やお茶を楽しみながら、患者さん同士や医療スタッフが交流できる機会となっています。食事は、その日の講義のテーマに沿った特別メニューを管理栄養士が考案し、毎回好評を得ています。

また、地域住民や職員への糖尿病の啓発活動の一環で疾病予防を目的として毎年11月に「ブルーサークルフェスタ」を開催しています。毎年11月14

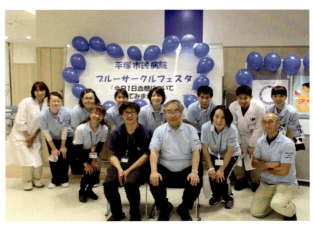

写真　ブルーサークルフェスタ

日は国際連合が世界糖尿病デーに指定した日で、国際連合がブルーサークルをそのシンボルマークとしました。ブルーサークルフェスタはそこから名付けられたイベントです。11月14日を含む1週間を全国糖尿病週間とし、その週に開催しています。無償の血糖測定や栄養相談、血圧測定、身体計測は行列ができるほどで、関心の高さがうかがえます。

栄養相談室の役割

当科では、外来や入院患者さんを対象に栄養相談を行っています。食生活の調整が必要な方は、糖尿病のほかに腎臓病、心臓病、高血圧症、脂質異常症、妊産婦や小児など多岐にわたります。近年は、飲み込み（嚥下障害(えんげしょうがい)）に対する食事形態の相談が増加しています。

食生活改善には継続的なサポートが大切です。季節ごと、個人の生活に合わせた提案を心がけています。一緒に健やかな食生活を送ってみませんか？

栄養相談室にぜひ足を運んでください。

105

医療安全管理室

医療安全管理室の役割
──医療の安全確保のために

医療安全管理室
室長（看護師）
奥貫 由美
（おくぬき ゆみ）

安全な医療を受けられる環境を目指して

　当院は、湘南西部医療圏の地域中核病院として、高度急性期医療を担っています。医療の高度化・複雑化に伴い、医療現場では、高度な医療を安全に提供することが求められています。その中で、安全で質の高い医療を提供するための組織的な安全体制を確保し、安全な医療を受けられる環境の整備を目的として、医療安全管理室は設置されました。

　当院の医療安全管理は、副病院長を医療安全管理部長とし、専従の医療安全管理者を中心に診療部（医師）、薬剤部、看護部、医療技術部（臨床工学科・放射線技術科・臨床検査科・リハビリテーション科）、事務部門（栄養科を含む）の医療安全推進者とともに医療安全推進活動を行っています。

医療安全管理室の積極的な活動

　具体的な活動として、医療上の小さなミス（ヒヤリハット＝インシデント）を報告する制度を設け、その事例に基づいて医療事故（アクシデント）を未然に防ぐ対策の提示や、大きな事故に結びつく可能性のあるミス（重大インシデント）を通して、ミスの再発防止策の立案、医療事故時の初期対応などに努めています。

　2016年度のヒヤリハットは2568件報告されています。そのうちの102件はレベル0（患者さんには実施されなかった）報告です。ヒヤリハット報告からの再発防止策提示の1例としては、薬剤使用前の準備段階での患者誤認を防ぐため、注射指示と薬剤を医療者の目視による事前確認だけでなく、電子カルテ照合媒体を用いて照合する「システム照合」も同時に行うようマニュアルを変更しました。

　当院では、各部署にセーフティマネージャーとセーフティスタッフを配置し、医療安全対策の実施、安全推進活動の定着化を図っています。また、日常の診療や療養の場で発生した課題に対して、各部署と医療安全管理室が協力して問題解決に取り組んでいます。さらに、安全ラウンド（巡回）を実施し、安全対策の周知や患者誤認防止のための予防策の実施状況を確認しています。院内全体の安全意識の向上を図るために、全職員に対して定期的に医療安全研修を開催しています。

　このような活動を通して、病院の安全管理体制が効果的に機能し、患者さんに安全で安心な医療を提供できるよう、医療安全管理室は積極的に活動しています。

チーム医療
平塚市民病院 —— 多職種による質の高い医療の実践

災害医療企画室

災害拠点病院の役割

災害医療企画室
室長
宮崎 宏道
みやざき ひろみち

災害時、市民の皆さんを守るために

　当院は、1995年1月に甚大な被害をもたらした阪神淡路大震災の教訓をもとに全国で整備された災害拠点病院の1つです。神奈川県では33病院が指定を受けています。その役割は、災害時に地域の医療活動の中心となり、被災地からの重症傷病者の受け入れ、医療救護班の派遣、傷病者の広域後方搬送への対応などを行うことです。そのために日頃からの準備や体制作りを、当院の医師、看護師、医療技術者、薬剤師、事務職員が参加・構成する災害医療企画室が中心となって行っています。

　災害に備えた施設・機器・備蓄の整備、定期的な災害対応訓練、消火避難訓練、職員への災害研修の実施、災害対応マニュアルの作成・改訂などを継続的に実施しています。国の訓練を受けたDMAT（災害派遣医療チーム）も、当院の職員で2チーム編成しています。病院の建て替えで、建物の全面的な免震・耐震化、屋上ヘリポートの整備も行いました。

　当院では、大地震による津波や建物のクラッシュを想定した迅速な初動対応の確立を重視しており、そのための情報会議室の設置、院内の情報収集システムの電子化、複数の院内外との情報交換ツール（衛星電話、MCA無線、簡易無線など）の整備を行っています。また、行政、消防、医師会とも協力体制を敷いており、いざというときには市民の皆さんの生命・健康を守るための活動を行います。

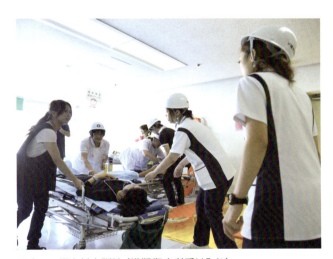
写真1　災害対応訓練（模擬傷病者受け入れ）

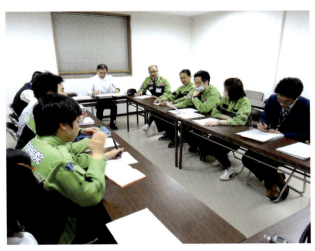
写真2　災害医療企画室会議

感染対策室

病院内にかかわるすべての人を
感染から守る!
チームで行う感染管理

感染対策室
室長
山田 健一朗
やまだ けんいちろう

感染対策室
副室長（感染管理認定看護師）
石井 美千代
いしい みちよ

感染対策室の使命

　当院では感染対策室を設置し、感染事例に迅速に対応できる体制を構築しています。病院は抵抗力の弱い方、感染症を持った方など、さまざまな人が出入りする場所です。このような環境の中で感染症が起こらないために、また起こっても広がらないように活動しています。

　患者さんや医療従事者はもちろんのこと、来院者など当院にかかわるすべての人を感染から守ることを感染対策室の使命と考え、チームで取り組んでいます。

チームで取り組む！ 感染管理

●感染対策の実働部隊！ 感染対策チーム（ICT）

　感染対策の実働部隊として、医師、看護師、薬剤師、臨床検査技師、放射線技師、理学療法士、栄養士、臨床工学技士、事務職などあらゆる職種で構成された「感染対策チーム」が活動を行っています。各部署での感染対策の実施状況、環境や物品管理の確認のため、定期的に院内をラウンド（巡回）しています。

　感染対策チームでは研修会も開催しています。全職員を対象とした研修会（年2回開催）では、感染対策の基本やインフルエンザ、結核、環境管理など、どの職種でも共通するテーマで実施しています。また、職種の特徴を考慮した部門別研修会も実施しています（写真1、2）。

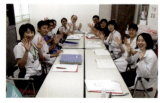
写真1　感染対策チーム　手はきれいポーズ

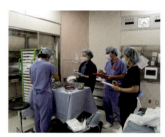
写真2　院内くまなく回ります。感染対策チームによるラウンド（手術室）

●抗菌薬の適正使用を支援するチーム（AST）

　薬剤耐性菌を増やさないためには、抗菌薬を適切に使用することも重要です。複数の医師、薬剤師、臨床検査技師、看護師から構成される「抗菌薬適正使用支援チーム」では、抗菌薬の選択や投与方法について主治医の手助けをし、抗菌薬治療が十分な効果を発揮するよう取り組んでいます（写真3）。

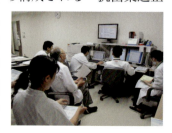
写真3　抗菌薬適正使用支援チームによる検討会

●清掃・設備・廃棄物を管理するチーム（SST）

　病院環境を衛生的に保つことで感染症の発生を防

チーム医療
平塚市民病院 —— 多職種による質の高い医療の実践

止するとともに、来院した方や職員が少しでも心地よい環境で過ごせるように、施設管理・清掃・患者サポート・感染管理の担当が院内ラウンドを毎月行っています。

●患者さんのそばで、感染リンクナースの会

医療職の中でも特に看護師は、患者さんに濃厚に接する職種です。看護師が感染対策を徹底できるように、すべての病棟、外来、手術室に感染担当者（感染リンクナース）を配置しています。感染リンクナースは、所属する部署で職員のお手本となり、指導的役割を担っています。一人ひとりが手指衛生を適切に行えているか、環境管理は十分かなど、日々確認しながら活発に活動しています（写真4）。

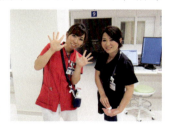
写真4 感染リンクナースは現場のお手本

地域との連携

患者さんはさまざまな医療機関、高齢者施設などを訪れます。そのため感染対策は、自施設だけでなく地域の医療機関と連携し、ともに向上すること が大切であると考えています。近隣の医療機関などと会議やラウンドの機会を持ち、情報交換や相互に感染対策の評価や新型インフルエンザの対応訓練など、地域一丸となって行っています。

感染対策の基本は手をきれいにすること

近年、抗菌薬の効かない菌（薬剤耐性菌）による院内感染が問題となっています。薬剤耐性菌の大多数は人の手から広がっていくため、手をきれいにすること（手指衛生）は感染対策の基本となります。

来院した方がいつでも使用できるように、院内各所に手指消毒薬を設置しています。職員の手指衛生実施の取り組みとして、特に患者さんと密接にかかわる職員は手指消毒薬を常に携帯し、適切なタイミングでの使用に努めています。またブラックライトを用いた手洗いチェックなど、正しい手洗いができるための教育を行っています（写真5）。

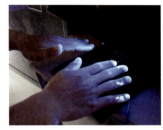
写真5 きれいに手洗いできたか確認！ ブラックライトによる手洗いチェック

正しい手の洗い方

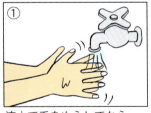
① 流水で手をぬらしてから石けんをつけます

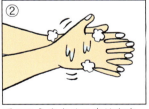
② 手のひらをよくこすります

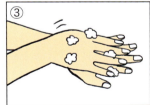
③ 手の甲をのばすようにこすります

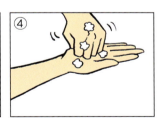
④ 指先・爪の間を念入りにこすります

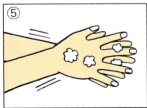
⑤ 指の間を洗います

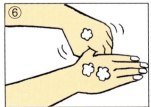
⑥ 親指をねじり洗いします

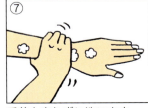
⑦ 手首も忘れずに洗います

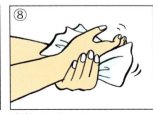
⑧ 清潔なタオルやペーパータオルでよく拭きとります

病院案内

病院概要

（平成 30 年 1 月 1 日現在）

開設年月日	昭和43 年10 月1 日
病院長名	金井　歳雄
所在地	〒254-0065　神奈川県平塚市南原 1 丁目19 番 1 号
電話・FAX 番号	TEL　0463-32-0015　　FAX　0463-31-2847
診療科（29 診療科）	内科　　　　　　　　外科　　　　　　　　呼吸器内科 消化器内科　　　　　循環器内科　　　　　神経内科 腎臓内分泌代謝内科　緩和ケア内科　　　　呼吸器外科 消化器外科　　　　　血管外科　　　　　　心臓血管外科 脳神経外科　　　　　乳腺外科　　　　　　整形外科 形成外科　　　　　　精神科　　　　　　　小児科 皮膚科　　　　　　　泌尿器科　　　　　　産婦人科 眼科　　　　　　　　耳鼻咽喉科　　　　　リハビリテーション科 放射線診断科　　　　放射線治療科　　　　病理診断科 救急科　　　　　　　麻酔科
病床数	一般　　　410 床
	感染症　　　6 床
看護基準	7：1
指定医療機関	健保　　国保　　労災　　結核　　母体　　生保
	原爆　　更生　　育成　　養育　　助産　　第二種感染症
医療機関コード番号	2001451（医）
救急病院告示	昭和44 年9 月7 日
災害医療拠点病院	平成10 年3 月20 日
臍帯血採取協力病院	平成11 年6 月1 日
脳死臓器提供施設	平成11 年10 月1 日
神奈川県周産期救急医療システム中核病院	平成15 年4 月1 日
臨床研修指定病院	平成16 年4 月1 日
マンモグラフィ検診施設画像認定	平成17 年1 月1 日
DPC 対象病院	平成20 年4 月1 日
神奈川 DMAT 指定病院	平成22 年3 月26 日
地域医療支援病院	平成24 年9 月19 日
神奈川県がん診療連携指定病院	平成26 年7 月18 日
救命救急センター指定	平成29 年4 月1 日
病院機能評価3rdG:Ver1.1	平成29 年11 月10 日

病院案内

病院の沿革

昭和２５年　９月	中南国保病院創立（平塚市諏訪町）245 床
昭和４３年１０月	平塚市民病院設立（平塚市に移管）
昭和４５年１２月	平塚市南原に新築移転（南棟）　245 床（一般 200 床＋伝染 45 床）
昭和４６年　１月	神奈川県立平塚交通救急センター開設　50 床
平成　元年１０月	北棟（本館）完成　305 床（一般 299 床＋伝染 6 床）
平成　２年１０月	南棟一部（95 床）完成　400 床（一般 394 床＋伝染 6 床）
平成　３年　１月	増床 506 床（一般 500 床＋伝染 6 床）
平成　９年１２月	オーダリングシステム稼働
平成１６年　４月	厚生労働省臨床研修指定病院 オンライン MC 開始
平成１７年　２月	ISO14001 認証取得
平成１８年１１月	災害医療企画室設置
平成２０年１１月	平塚市民病院将来構想策定
平成２１年　７月	救急科設置
１２月	減床 416 床（一般 410 床＋感染症 6 床）
平成２２年　４月	地方公営企業法全部適用、ひらつかER 開始
平成２３年１０月	電子カルテ導入
平成２４年１０月	320 列 CT 導入
平成２５年　１月	平塚市救急ワークステーション事業開始 広報誌「SMILE!」創刊
１０月	IVR-CT 導入
平成２８年　４月	小児科２次対応全日化
５月	新館運用開始（３館運用に）
１０月	高精度放射線治療システム（リニアック）導入
平成２９年　３月	屋上ヘリ離着陸場傷病者受入第１例
４月	新将来構想「平塚市民病院　Future Vision 2017-2025」策定 救命救急センター指定
６月	南棟患者完全撤退（２館運用に）
８月	総合入院体制加算２取得

施設案内図

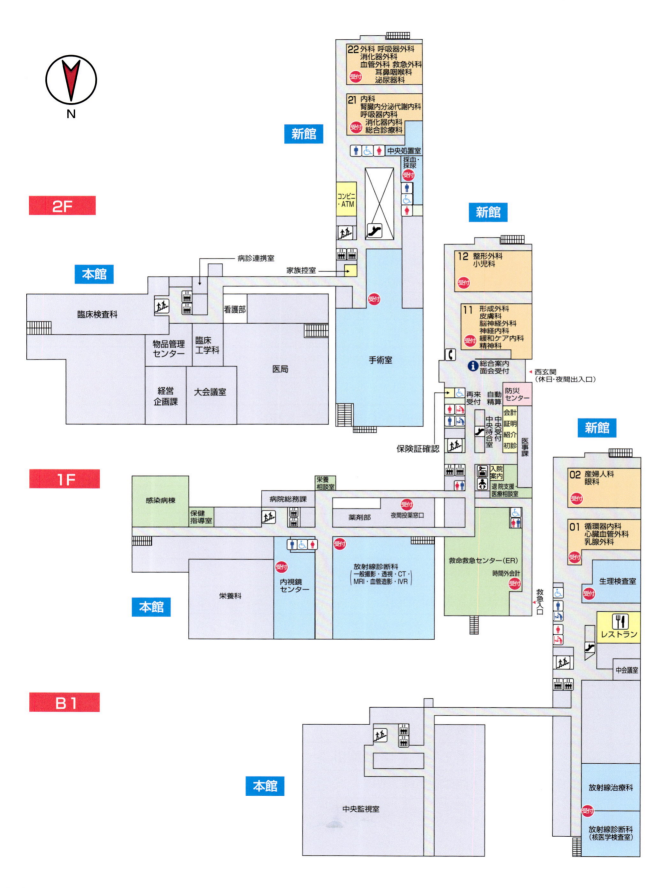

病院案内

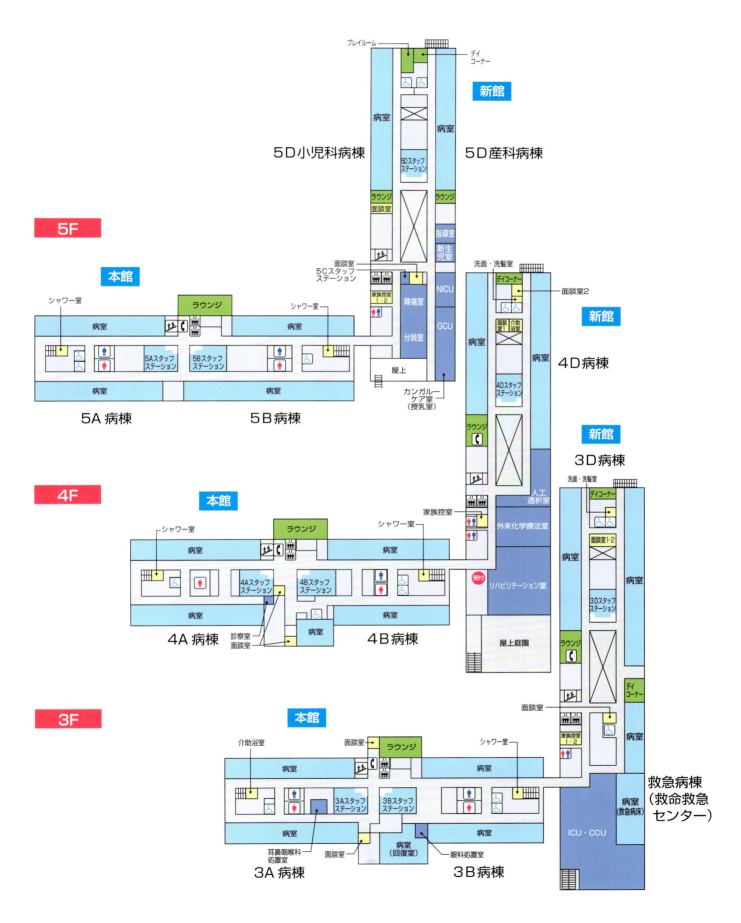

外来診療の流れ

○初めて（初診）の方

　初診受付時間は、平日の午前8時30分から午前11時までです（土曜日・日曜日・祝日・年末年始12月29日から1月3日は休診）。受診の際は待合に備え付けの「診療申込書」に必要事項を記入し「健康保険証」をご用意ください。紹介状をお持ちの方は紹介受付、紹介状をお持ちでない方は初診受付にてご案内いたします。

○2回目以降の方（診療カードをお持ちの方）

【予約されている方】

　再来受付機で受け付けをします（稼働時間は午前8時から）。診療カードを挿入しますと受診される科が表示されます。確認ボタンを押していただくと「外来カード」が発行されます。再来受付機横に用意してあります診療ファイルに入れて、受診される科のブロック受付にお出しください。

【予約されていない方】

　再来受付機で受け付けをします。受付時間は、平日の午前8時から午前11時までです。診察カードを挿入し、受診される科を選択し、確認ボタンを押していただくと「外来カード」が発行されます。診療ファイルに入れて、受診される科のブロック受付にお出しください。

　なお、予約患者さんの人数や診察状況により受診までに時間がかかる場合や休診等で受診できない場合がございますのでご了承ください。

※診療カードをお持ちでない方は、初診窓口でのお手続きとなります。

○保険証確認のお願い

　月の最初の受診時には保険証確認窓口に「健康保険証」を提示してください。

○紹介状ご持参のお願い

　平塚市民病院は地域医療支援病院として、かかりつけ医と連携し紹介患者さんの受入を推進しております。受診の際は紹介状（診療情報提供書）をお持ちください。紹介状をお持ちでない患者さんは初診料とは別に初診時保険外併用療養費4,320円（消費税8％込）をご負担いただきます。

　なお、紹介状をご持参いただいた患者さんは、優先して診察いたします。

○診察が終わりましたら

　各科ブロック受付、または会計窓口に診療ファイルをお出しください。処方箋、お会計のご案内をいたします。お支払いは、総合案内前の自動精算機をご利用ください。画面表示、自動音声の案内にしたがいお手続きください。お支払いが終わりましたら、自動精算機から領収証、診療明細書が出力されます。次回の予約がある方は領収書の右欄に予約日時が出力されますのでご確認ください。

病院案内

病診連携室について

　病診連携室は地域の医療機関と地域で患者さんを診る仕組み作りを行っております。

　当院は、医療法第4条に定める『地域医療支援病院』として平成24年9月19日をもって神奈川県知事から指定を受けました。

　病診連携室では地域のかかりつけ医と当院が、お互いの診療機能を高めることで、切れ目のない質の高い医療を患者さんに提供できるように、次のような業務を行っています。

- 紹介初診・委託検査予約の受付
- 紹介患者さんの受診報告
- 他医療機関へのご紹介案内
- 地域医療従事者に向けた研修会の開催
- 地域連携パスの推進
- 「地域医療連携登録医システム」の周知活動

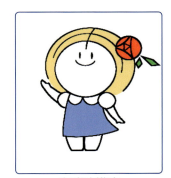

病診連携室
マスコットキャラクター
『にっこりちゃん』

登録医による紹介初診・委託検査予約の申し込み手順

　事前予約により患者さんの待ち時間が短くなるように取り組んでおります。地域の診療所の先生から、FAXにて紹介患者さんの外来診療予約をお取りします。
（ご注意ください：患者さん個人からの予約のお申し込みは受け付けておりません）

【申込方法】
1. 「紹介初診・委託検査予約申込書」に必要事項を記入しFAXで送信してください。
2. FAX受信後、直ちに予約の空き状況を確認し、概ね10分以内に電話にて返答いたします。
   日程確定後「予約確認票」をFAXにて送信いたします。
   ※委託検査の場合は検査説明書「検査を受ける方へ」もFAXいたします。
3. 患者さんに「診療情報提供書」と「予約確認票」をお渡しください。
4. 受診当日は新館1階の紹介受付にお越しいただくよう患者さんにお伝えください。

【受付時間】
　FAXによるご予約のお申し込みは24時間受け付けておりますが、平日の8時30分～17時00分、土曜日の9時00分～13時00分以外にお申し込みいただいた場合は、ご返答が翌診療日となります。

【当日受診の場合】
　予約を取得できるのは前日までです。受診日当日の紹介につきましては電話でご連絡ください。

【委託検査について】
　CT、MRI、超音波検査、骨密度検査、RI（核医学検査）、上部消化管内視鏡検査（胃カメラ）、血圧脈波検査などの検査を受け付けております。

アクセス

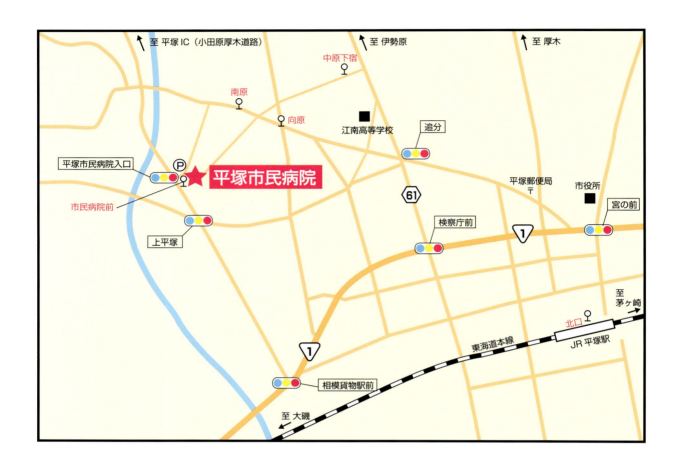

○路線バスをご利用の方
【平塚方面から】
　JR東海道線　平塚駅北口からバスで15分
　平21、22、24、26、77 金田公民館行き、市民病院行き、市民病院経由東海大学行き、市民病院経由高村団地行き
　21、22、77は3番のりばから、24、26は10番のりばから「市民病院前」下車、徒歩0分
【伊勢原方面から】
　平塚駅行「中原下宿」バス停下車、ヘルシーロード徒歩　約20分
【秦野方面から】
　平塚駅行「南原」バス停下車、徒歩　約10分

○シャトルバスをご利用の方
市内神田地区から市民病院へ便利なシャトルバスも運行しています。どうぞご利用ください。
運行日：市民病院外来受診日
運休日：土曜日、日曜日、祝日及び年末年始
　　　　（12月29日から1月3日）
運　賃：大人　1乗車260円、小学生、割引運賃適用者
　　　　は130円、未就学児　無料　※現金のみ

○車をご利用の方
午前は大変混雑しますので、できれば公共の交通機関をご使用ください。
信号「平塚市民病院入口」から進入してください。
◇外来駐車場（有料）
　利用時間：午前7時00分～午後7時30分
　※利用時間外で外来駐車場を利用される場合は、駐車場入口ゲートのインターホンで来院である旨お申し出ください。

病院案内

病院シンボルマーク　"花水十字"

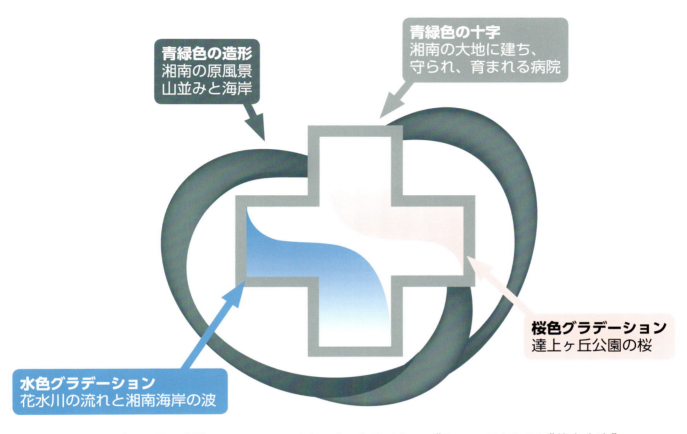

2014年4月　病院の corporate identity を表すシンボルマークとして、"花水十字"を作成しました。

そこに込められたイメージは、

① 湘南の大地を青緑色のハート型の造形
　　―湘南の原風景の山並みと海岸―　で表しました。

② その大地に建つ病院を青緑色の十字で表し、ハートの中央に配置することでその環境で人が守られ、育てられる様を表しました。

十字（病院）の内部には、

③ 右上に桜色のグラデーションを描き、蘇生と教育をイメージしました。
　　病院の東に隣接する達上ヶ丘公園の桜をモチーフとしました。

④ 左下に水色のグラデーションを描き、清浄と進化をイメージしました。
　　病院の西を流れる花水川の流れと湘南海岸の波をモチーフとしました。

以上より、
湘南の大地に建ち、この地で、傷病者を守り、蘇生し、清浄化し、また、医療職を教育し、医療を進化させて行く、イメージを具現化したものです。
桜と川を併せて、花水十字と命名しました。

病院長　金井歳雄

編集後記

　『そばに寄り添い、ともに闘う　平塚市民病院の最新医療』を手に取っていただきありがとうございます。

　近年の医療の進歩には目覚ましいものがありますが、そのために医療者と市民の間の医療に関する情報格差が、今まで以上に広がってきていると感じています。また、マスコミやインターネットなどでさまざまな医療情報が断片的に伝えられているため、市民の皆様が不確かな情報をもとに医療や病院をイメージしていることも珍しくありません。一方、国の社会保障費削減政策に伴い、病院は改革や役割分担を進めており、今までとは異なったあり方や役目などを求められるようになりました。

　このような社会情勢の中では、病院で私たちが日常的に行っている医療や専門としている医療が、市民の目から見ると分かりづらくなっているのではないでしょうか。そこで今回、当院で行っている医療や得意とする分野などについて、本書でまとめてみました。執筆を担当した職員には、一般の方にも理解しやすいような工夫をするようにお願いしたのですが、皆様のお知りになりたいことを分かりやすくお伝えできたでしょうか。

　もちろん、ここに示したものは当院で行っている医療の一部です。当院で行っている医療のすべてをご紹介することはできませんので、ご不明な点がありましたら、受診時などにお尋ねいただければありがたいです。また、最新の情報はホームページや市民講座などでお伝えいたします。ぜひ、ご利用ください。

　本書を通じて平塚市民病院で行っている医療を知っていただくことが、皆様の健康維持や病院選びの一助となれば幸いです。

平塚市民病院　病院事業管理者　　諸角　強英

索引

症状、検査・診断方法、疾患名、治療方法やケアなどにかかわる語句を掲載しています
（読者の皆さんに役立つと思われる箇所に限定しています）。

あ

アドバンス助産師 ················ 17
アトピー性皮膚炎 ··············· 78
アナフィラキシー ················ 51
アナフィラキシーショック ······· 50
安定狭心症 ····················· 47

い

胃 ····························· 60
胃十二指腸潰瘍出血 ············· 42
遺伝診療 ······················· 86
遺伝性疾患 ····················· 86
胃粘膜下腫瘍 ··················· 60
胃の静脈瘤 ····················· 42
医療安全管理室 ················ 106
院内教育・研修 ················ 100

う

ウロダイナミック4D-CT ········· 81

え

栄養相談 ······················ 105
腋窩リンパ節郭清 ··············· 68
嚥下障害 ······················ 105
円錐切除術 ····················· 84
塩分過多 ······················· 36

か

回復期病院 ····················· 72
外リンパ瘻 ····················· 91
化学療法 ······················· 96
画像誘導放射線治療（IGRT）···· 30
下部消化管出血 ················· 43
冠危険因子 ····················· 47
眼瞼下垂 ······················· 75
看護の質向上と地域貢献 ······ 98

看護部基本理念 ················· 98
冠状動脈 ··················· 46, 62
肝切除 ························· 58
関節軟骨 ······················· 70
感染対策室 ···················· 108
感染対策チーム（ICT）········· 108
肝臓がん ······················· 58
がん相談支援センター ··········· 96
肝動脈化学塞栓療法 ············· 59
冠動脈バイパス手術 ············· 13
眼内レンズ ····················· 88
緩和ケア ······················· 96

き

救急外科 ······················· 9
救急・集中治療 ················· 9
急性期病院 ····················· 72
救命救急センター ················ 8
教育入院 ······················ 105
教育プログラム ················· 100
狭心症 ················· 13, 46, 62
胸部大動脈瘤 ··················· 15
虚血性腸炎 ····················· 43

く

くも膜下出血 ··················· 66
グリコヘモグロビン ·············· 47
クリッピング ··················· 66

け

経験者サポートシステム ······· 100
血液透析装置 ·················· 104
血管腫 ························· 75
血管内手術 ····················· 66
血栓溶解療法 ··················· 49

血糖値管理 ····················· 38
血糖変動 ······················· 38
血便 ··························· 42
ケロイド ······················· 75
言語聴覚療法 ·················· 103
原発性肝がん ··················· 58

こ

口蓋裂 ························· 75
光学的体表モニタリングシステム ··· 30
抗がん剤 ··················· 55, 57
抗菌薬適正使用支援チーム ···· 108
光線療法 ······················· 78
黒色便 ························· 42
骨盤臓器脱 ················· 82, 83

さ

災害医療企画室 ················ 107
災害拠点病院 ·················· 107
災害対応訓練 ·················· 107
さかさまつげ ··················· 75
作業療法 ······················ 103
寒さ ··························· 36
残肝予備能 ····················· 58

し

子宮がん検診 ··················· 85
子宮頸がん ····················· 84
子宮頸部異形成 ················· 84
自己心膜弁 ····················· 64
持続血糖モニタリング（CGM）···· 38
周産期医療 ····················· 16
手術 ··························· 60
手指衛生 ······················ 109
出血性梗塞 ····················· 49

出生前診断 ……………………… 87
術前肝切除シミュレーション … 59
腫瘍 ……………………………… 60
消化管出血 …………………… 42
消化機能 ……………………… 60
掌蹠膿疱症 …………………… 78
常染色体優性多発性嚢胞腎 … 34
湘南破裂性腹部大動脈瘤
プロトコール ………………… 92
上皮内がん …………………… 84
上部消化管出血 ……………… 42
食道 ……………………………… 42
食物アレルギー ……………… 50
食物経口負荷試験 …………… 51
食欲減退 ……………………… 56
助産師外来 …………………… 18
心筋梗塞 ……………… 13, 46, 62
人工血管置換術 ………… 15, 92
人工呼吸器 …………………… 104
人工心肺装置 ………………… 104
人工膝関節置換術 …………… 70
尋常性乾癬 …………………… 78
尋常性白斑 …………………… 78
新人教育プログラム ………… 101
新人教育サポート体制 ……… 101
新人教育システム …………… 101
新生児回復室（GCU） ………… 16
新生児救急蘇生法（NCPR） …… 17
新生児集中ケア認定看護師 …… 17
新生児集中治療室（NICU） …… 16
心臓大血管センター ………… 12
心臓ペースメーカー ………… 104
唇裂 ……………………………… 75

す
水晶体乳化吸引術（PEA） …… 88
水晶体嚢外摘出術（ECCE） … 88
膵臓がん ……………………… 56
睡眠 ……………………………… 37
ステントグラフト治療 ……… 15, 92
ストレス ………………………… 37
3Dシステム …………………… 22

せ
生命維持管理装置 …………… 104
腺がん ………………………… 40
前がん病変 …………………… 84
センチネルリンパ節 ………… 68
センチネルリンパ節生検 …… 68
前庭神経炎 …………………… 91
専門職としてのスキルアップ … 98
前立腺肥大症 ………………… 80

そ
総胆管結石 …………………… 44
塞栓術 ………………………… 66
鼠径部切開法 ………………… 52
鼠径ヘルニア ………………… 52

た
ターゲット型エキシマライトの
セラビウム …………………… 79
ターナブ ……………………… 79
ダーモスコピー ……………… 77
体重減少 ……………………… 56
大腿骨近位部骨折 …………… 72
大腿四頭筋 …………………… 71
大腸がん ……………………… 54
大腸憩室出血 ………………… 43
大動脈弁 ……………………… 64

た
大動脈弁狭窄症 ……………… 64
大動脈瘤 ………………… 14, 92
多指症 ………………………… 74
多発性嚢胞腎 ………………… 34

ち
チーム医療 ………… 22, 93, 103

て
定位照射（SRT） ……………… 30
デルマレイー200 …………… 79
転移 …………………………… 24
転移性肝がん ………………… 58

と
糖尿病患者の会 ……………… 105
糖尿病教室 …………………… 105
糖尿病の治療 ………………… 105
動脈硬化 ……………………… 62
吐血 …………………………… 42
床ずれ ………………………… 75
突発性難聴 …………………… 91

な
内視鏡 ………………… 24, 44, 60
内視鏡治療 …………………… 42
内視鏡的逆行性膵胆管造影検査 … 44
内視鏡的乳頭バルーン拡張術 … 45
内視鏡的粘膜下層剥離術 …… 26
なでしこの会 ………………… 97

に
ニボルマブ …………………… 77
尿失禁 ………………………… 82
認定看護師 …………………… 98

の
脳血管攣縮 …………………… 67
脳梗塞 ………………………… 48

索引

脳出血 ……………………… 48
脳卒中 ……………………… 48
脳動脈瘤 …………………… 66

は

肺がん ……………………… 40
排尿障害 …………………… 80
バイパス手術 ……………… 62
白内障の原因 ……………… 88
白内障の治療法 …………… 88
パス ………………………… 72
母親学級 …………………… 18

ひ

肥厚性瘢痕 ………………… 75
ヒアルロン酸 ……………… 70
皮膚がん …………………… 77
ヒヤリハット ……………… 106
平塚市救急ワークステーション …… 10

ふ

不安定狭心症 ……………… 47
腹圧性尿失禁 ……………… 82
腹腔鏡下肝切除術 ………… 59
腹腔鏡下肝部分切除術 …… 59
腹腔鏡手術 ………… 20, 52, 54
腹腔鏡・内視鏡合同手術 …… 60
腹腔鏡 ……………………… 60
副耳・先天奇形 …………… 74
不眠症治療薬 ……………… 37
ブルーサークルフェスタ …… 105
プレアボイド ……………… 102
分子標的治療 ……………… 40

へ

弁形成術 …………………… 14
変形性膝関節症 …………… 70

弁膜症 ……………………… 14

ほ

放射線治療 ………………… 28
ほくろ ……………………… 75
母体血胎児染色体検査 …… 87

ま

巻き爪 ……………………… 75

め

メニエール病 ……………… 91
めまい ……………………… 90
メラノーマ ………………… 77
免疫療法 …………………… 40

も

モーズペースト …………… 77

や

薬剤師 ……………………… 102
薬剤部 ……………………… 102
やけど ……………………… 75

よ

4次元排尿動画 …………… 81

ら

ラジオ波焼灼術 …………… 59

り

理学療法 …………………… 103
リハビリテーション …… 67, 103
両親学級 …………………… 18
良性発作性頭位めまい症 …… 91
リハビリ …………………… 72
臨床工学技士 ……………… 104
リンパ浮腫 ……………… 68, 75

A

ADPKD ……………………… 34
A型性格 …………………… 37

C

CTA ………………………… 66

D

DMAT ……………………… 107

E

ER診療 ……………………… 9
ESD ………………………… 26

H

HbA1c ……………………… 47
HDLコレステロール ……… 47
HoLEP手術 ………………… 83

I

IMRT（強度変調放射線治療）…… 31

L

LDLコレステロール ……… 47
LSC手術 …………………… 83

P

PCI ………………………… 47

S

SAH ………………………… 66

T

TOT手術 …………………… 82
TVM手術 …………………… 83

123

平塚市民病院

〒254-0065　神奈川県平塚市南原1-19-1
TEL: 0463-32-0015（代表）
http://www.hiratsuka-city-hospital.jp/

■装幀／スタジオ ギブ
■本文DTP／岡本祥敬（アルバデザイン）
■図版／岡本善弘（アルフォンス）
■カバーイラスト／河合美波
■本文イラスト／久保咲央里（デザインオフィス仔ざる貯金）
■編集協力／沖田さやか
■編集／西元俊典　橋口 環　本永鈴枝　二井あゆみ　藤井由美

そばに寄り添い、ともに闘う
平塚市民病院の最新医療

2018年1月11日　初版第1刷発行

編　著／平塚市民病院
発行者／出塚太郎
発行所／株式会社 バリューメディカル
　　　　東京都港区芝4-3-5 ファースト岡田ビル5階　〒108-0014
　　　　TEL　03-5441-7450
　　　　FAX　03-5441-7717
発売元／有限会社 南々社
　　　　広島市東区山根町27-2　〒732-0048
　　　　TEL　082-261-8243

印刷製本所／大日本印刷株式会社
＊定価はカバーに表示してあります。

落丁・乱丁本は送料小社負担でお取り替えいたします。
バリューメディカル宛にお送りください。
本書の無断複写・複製・転載を禁じます。

© Hiratsuka City Hospital,2018,Printed in Japan
ISBN978-4-86489-074-8